Carola Speads
Natürliches Atmen – Intensiver und gesünder leben

Lohr

Carola Speads

Natürliches Atmen – Intensiver und gesünder leben

Atemübungen helfen heilen

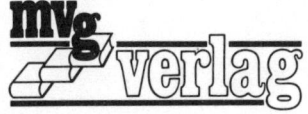

CIP-Kurztitelaufnahme der Deutschen Bibliothek

Speads, Carola:
Natürliches Atmen – Intensiver und gesünder
leben: Atemübungen helfen heilen/Carola
Speads. [Aus d. Amerikan. übertr. von Alexander
Fries-Tersch.] – Landsberg am Lech: mvg-Verlag,
1987.
  (mvg-Paperbacks; 327)
  Einheitssacht.: Breathing <dt.>
  ISBN 3-478-03270-9

NE: GT

Titel des amerikanischen Originals: »Breathing. The ABC's«
© by Carola Speads
© der deutschen Originalausgabe »Atmen«:
1983 by Kösel-Verlag GmbH & Co., München
Aus dem Amerikanischen übertragen von Alexander Fries-Tersch.

© für die Paperbackausgabe von
»Natürliches Atmen – Intensiver und gesünder leben«
mvg – moderne verlagsgesellschaft mbh
8910 Landsberg am Lech
Umschlaggestaltung: Gruber & König
Druck- und Bindearbeiten: Presse-Druck Augsburg
Printed in Germany 030 270/1187802
ISBN 3-478-03270-9

Zur Erinnerung an Elsa Gindler,
meine außergewöhnliche Lehrerin
und Freundin.

Vorwort zur deutschen Ausgabe
Von Ruth C. Cohn

Ich habe Carola Speads angeboten, dies Vorwort zu schreiben, weil es mir ein persönliches Bedürfnis ist, Lesern zu erzählen, wie sie und ihre Arbeit mein ganzes Leben und meinen Beruf beeinflußt haben.

Carola und ich lernten uns kennen, als sie erwachsen und in ihrem Beruf ausgebildet war und ich fünfzehn Jahre alt. Das war vor mehr als einem halben Jahrhundert, in Berlin 1927, in einer Zeit, als Gymnastik, Körperübungen und Psychosomatik für die meisten Menschen unbekannte Worte waren.

Ich kam zu Carola, weil ich Kreuzschmerzen hatte und eine geniale Ärztin Gymnastik als Heilmittel empfahl. Diese Ärztin war die dritte Frau, die in Deutschland zum Medizinstudium zugelassen worden war. Und nur weil Dr. Irma Cronheim eine ungewöhnliche, fortschrittliche Frau war, konnte sie an Gymnastik als Heilmittel für Kreuzschmerzen denken. »Turnen ohne Geräte« sagte sie.

So kam eine Gymnastiklehrerin zweimal wöchentlich in unser Haus. Sie ließ mich meine Arme über den Kopf strecken, seitwärts hinabführen, auf Zehenspitzen durchs Zimmer gehen, den Körper beugen und strecken und liegend die Füße über den Kopf führen. Das alles war langweilig. Purzelbäume schlagen vorwärts und rückwärts war lustiger. Meine Kreuzschmerzen blieben unverändert.

Dann wurde diese Lehrerin schwanger und empfahl mich weiter an ihre Kollegin Carola Joseph (später Spitz und noch später Speads). – Carola machte keine Hausvisiten. Dies wäre für ihre berufliche Arbeit nicht angemessen, erklärte sie meinen Eltern. Sie sei eine Mitarbeiterin von Elsa Gindler, einer Gymnastiklehrerin, die ihren Beruf »Arbeit am Menschen«

7

nannte. Verwundert erlaubten mir meine Eltern, Fräulein Joseph in deren Wohnung zur »Gymnastik-Behandlung« aufzusuchen.

Ich klingelte an Carolas Wohnungstür. Eine ältere Frau öffnete und sagte, daß ich mich umziehen solle und auf ihre Tochter warten. Ich legte meinen schwarzen Turnanzug an, wunderte mich über einen Raum, in dem es keine Stühle gab, sondern nur eine Matratze, und wartete. Dabei entdeckte ich in der Ecke des Zimmers einige Gegenstände: einen Besenstiel, einen großen Ball und einige kleine Bälle, ein Gefäß mit Strohhalmen, einige Kissen und Decken und auch einen Schemel. Ich wagte nicht, Sachen anzurühren, doch ich wunderte mich, wozu sie dienen sollten.

Die Tür öffnete sich und eine schlanke, sehr hübsche, sehr junge Frau grüßte mich mit einem strahlenden Lächeln. Ein »Engels-Lockenkopf« dachte ich, und ich wollte alles tun, was ihr gefallen würde. Doch ich war entsetzt, als ich nur einfach auf der Erde sitzen sollte – einfach sitzen! Ich sollte nachspüren, wie sich das Sitzen anfühle. Ich sollte keine *Vorstellung* haben, wie es sich anfühle, sondern es einfach *empfinden*. Und ich empfand, daß Sitzen wehtat. Ich saß auf einem ungewohnt flachen, harten Kissen. »Wo tut es weh?«, fragte sie mitfühlend. »Irgendwo«, sagte ich; nicht weil ich frech oder unhöflich sein wollte, sondern weil ich es wirklich nicht wußte. Carola schien überrascht, daß jemand Schmerzen haben könne und nicht wisse wo.

Ich lernte auch, wozu der Besenstiel da war: um langsam barfuß darauf zu laufen und zu balancieren. »Versuch es doch einmal«, sagte sie, »es kommt nicht darauf an, daß Du es kannst, sondern nur, daß Du empfindest *wie* es ist!« Mir kam es aber darauf an, auf dem Besenstiel vom Anfang bis zum Ende zu laufen. Meine Empfindungen waren mir völlig gleichgültig.

Ich atmete ein und blies den Atem durch einen Strohhalm aus. »Atme nicht irgendwie besonders«, sagte sie, »spür nur den Atem ganz langsam durch den Strohhalm herauskommen.« Auch das schien mir überflüssig. Der Atem kam auch ohne Strohhalm heraus!

Doch das alles sagte ich nicht. Ich wußte auch nicht, wieso meine Kreuzschmerzen nachgelassen hatten. – Carolas Einstellung war nicht, mich von irgend etwas überzeugen zu wollen, mir bestimmte Bewegungen zu

8

verordnen oder mich zu massieren. Sie erklärte mir, wozu bestimmte Organe da sind, was Muskeln tun, wie das Gewicht des Körpers von der Erde getragen wird, daß gute Ernährung und Atmen etwas mit Gesundheit zu tun haben und vor allem, und das war zu jener Zeit das Wichtigste für mich, daß Sexualität zwischen Jungen und Mädchen meines Alters zu erwarten sei, doch daß man sich damit auch nicht beeilen müsse. Diese Gespräche, völlig ungewöhnlich zwischen einer Erwachsenen und einem »Backfisch«, waren damals für mich noch das Wesentliche meiner »Gymnastik«.

Wenige Jahre später lag ich auf der analytischen Couch. Das war in Zürich, denn ich war schon 1933 vor den Nazis geflüchtet. Meine Familie und meine Freunde waren fast alle noch in Deutschland; auch meine nun nicht mehr so viel älter erscheinende Lehrerin und Freundin Carola Spitz. Und nun schrieb ich ihr, daß ich anfinge zu verstehen, worum es in ihrer Arbeit gehe: daß nämlich Bewußtwerden bei körperlichen und bei seelischen Schmerzen hilft, und Freude durch Bewußtwerdung des Körperlichen noch freudiger werden kann!
Ich erlebte jetzt wie bewußtes Sitzen, Stehen oder Gehen und bewußtes Erspüren des Rückgrats etwas heilsam Aufrichtendes im Körper bewirken. Es geschieht, wenn ich mich der natürlichen Schwerkraft überlasse, nicht durch irgendein Tun, sondern durch tiefes Zulassen inneren Geschehens. Und ich bemerkte auch, daß sich mein Atem im Bewußtwerden änderte, freier und tiefer wurde und sich Muskeln, Sehnen, Bänder wie von selbst entspannten, »wenn man den Atem dorthin sendet«. Meine Kreuzschmerzen waren geheilt. Ich merkte, wie jede ins Bewußtsein gerufene Bewegung zugleich ein Heilungsprozeß werden konnte. Dies war ganz ähnlich wie das Bewußtwerden von Konflikten und Gefühlen in der Analyse, welches zu seelischer Entspannung und innerem Gleichgewicht führte.
Diese Erkenntnis hat mich mein Leben lang persönlich und als Therapeutin begleitet und gefördert. Das Prinzip des Experimentierens und Wachwerdens für physische Vorgänge, das der Elsa-Gindler-Schule eigen ist und deren klassische Vertreterin bis heute Carola Speads geblieben ist, gehört für mich zu den klinisch- und pädagogisch-therapeutischen Mitteln, die mir

selbst und meinen Patienten in schwierigen, körperlich und seelisch belasteten Zeiten heilend zur Verfügung gestanden haben.

Unter den vielen somato-psychischen Methoden, die mir inzwischen begegnet sind und die ich aus beruflichem Interesse studiert habe, wie Rolfing, Bioenergetik und Yoga, scheint mir noch immer die Gindler-Methodik in ihrer klassischen Form, die Carola Speads beibehalten und erweitert hat, sehr wichtig zu sein. Sie ist bis heute weniger bekannt, als es mir wünschenswert erscheint. Dagegen ist ein »untergründiger« Einfluß von Elsa Gindlers Arbeit vielfach deutlich – sogar in Reichs somato-psychischer Praxis, in Esalen-Methoden, in Selver-Brooks holistischen Ansätzen und in vielen Encounter-Übungen.

Dieses Buch wird den deutschen Lesern – ebenso wie zuvor den englischen, spanischen und holländischen – die Wichtigkeit des Atmens in der Gindler-Methode nahebringen. Dieses aufklärende und anregende Buch zeigt Leserinnen und Lesern, wie sie unter professioneller Anleitung, aber auch ansatzweise im Selbsttraining zur Erfahrung wirksameren Atmens kommen können.

Ich freue mich, daß Carola Speads der Wichtigkeit des Atmens ihr erstes Buch gewidmet hat. Denn von allen physischen Funktionen scheint mir der Atem am deutlichsten untrennbar von der Ganzheitlichkeit des Menschen zu sein. Einatmen – Ausatmen – Pause: Sie führen den heilenden, Wachstum fördernden »kosmischen Wind« allen Zellen des lebendigen Organismus zu – sei es in Sport, Meditation, Spiel, Spaziergang, bei harter körperlicher Arbeit oder geistiger Konzentration. Unbewußt hält uns der Atem am Leben; die Möglichkeit, ihn bewußt werden zu lassen und ihn zugunsten des Lebens zu beeinflussen, führt uns über das Wunder des Lebendigseins hinaus zum Erahnen unseres geistig-therapeutischen Potentials.

Ich wünsche diesem Buch zahlreiche Leser, und ich bin überzeugt, daß sie viel über ihren Atem und dadurch über sich selbst erfahren werden. Dies kann ihnen, so wie es mir geschah, nicht nur gesundheitlich nützlich sein, sondern auch eine Pforte zum Raum kindlichen Staunens öffnen.

Inhalt

Wenn sich die Atemqualität entscheidend verändert, dann verschwinden die
üblichen Atemempfindungen; statt dessen kann das Gefühl, *nicht* zu atmen
entstehen. Das kann Angst hervorrufen. Daher wird der Prozeß erklärt, um die
Schüler darauf vorzubereiten.

Maßnahmen, die der Körper ergreift, um sich bei ungenügender Atmung zu
helfen.

Hindernisse, die während der Atemarbeit auftreten können; was Sie dagegen tun
können.

Tageszeit, Raum und Temperatur für das Arbeiten. Kleidung, Haltung, Dauer der
Arbeitsperiode. Reihenfolge der Experimente.

Teil II: Die Experimente

> Wer am tiefsten atmet,
> lebt am intensivsten.
>
> *Elizabeth Barrett Browning*

Einführung

Vor Jahren fragte mich jemand bei einer Diskussion über das Atmen: »Am Atmen arbeiten? Warum? Atmen wir nicht alle?« Natürlich tun wir das. Aber auf die Qualität unseres Atmens kommt es an, nicht auf die bloße Tatsache, daß wir atmen. Die Art, wie wir atmen, bestimmt die Art und Weise, wie wir leben: Gesundheit, Stimmung, Energie, Kreativität – all das hängt von der Sauerstoffversorgung durch unser Atmen ab. Aber die Zwänge unseres modernen Lebens haben eine fast buchstäblich atemlose Kultur hervorgebracht. Wie viele unter uns leben denn auch in einem Zustand unzureichender Luftzufuhr? Selbst bei einem sogenannten gesunden Menschen kann Überspannung, Unterspannung, Aufregung und Sorge, wie auch Temperaturveränderungen und Luftverschmutzung ein oberflächliches, unregelmäßiges oder forciertes Atmen hervorrufen.

Das Ziel dieses Buches ist es, Ihnen zu helfen, sich Ihres Atmens bewußt zu werden, und Ihnen zu zeigen, wie der Atem Sie voll stützen kann. Hier biete ich die Grundlage, das ABC der Atemarbeit, nicht ein Nachschlagewerk über alle möglichen Wege dazu. Aber so, wie Sie alles lesen können, sobald Sie einmal das ABC beherrschen, so werden Sie erfahren, daß dieses ABC des Atmens Sie instand setzen wird, sich bewußt mit Ihrem Atem zu verbinden und sich wenn nötig selbst zu helfen.

Einige der Auswirkungen, die Ihnen bewußt werden, wenn Sie die Atemarbeit richtig durchführen, sind ein verbesserter Kreislauf, eine Tonusnormalisierung (die Grundspannung, die unabhängig von einer willkürlichen Handlung existiert) und klareres Denken verbunden mit einer besseren Stimmung. Diese Ergebnisse zeigen Ihnen, daß sich Ihre Atmung mehr als bloß oberflächlich verändert hat.

Die Atemarbeit baut auf der Voraussetzung der völligen Einheit des Menschen auf. Ihre Resultate beweisen die Verbundenheit von Körper, Geist und Gefühlen. Je nachdem ob Ihre Atmung zufriedenstellend funktioniert oder ob sie gestört ist, wird davon nicht nur Ihr körperliches Wohlgefühl betroffen, sondern Sie als ganzer Mensch gewinnen oder leiden. Von Ihrer Atmung hängt es ab, ob Sie sich in Hochform befinden oder in einem Tief. Wenn Sie in der Atemarbeit Fortschritte machen, werden Sie wieder und wieder erfahren, wie sehr Sie durch jede Änderung des Atmens beeinflußt werden – und zwar positiv, wenn er Sie genügend stützt, oder negativ, wenn der freie Atemfluß gestört wird.

Da sich nun Atemstörungen so sehr voneinander unterscheiden wie Individuen untereinander, muß die Atemarbeit den persönlichen Bedürfnissen angepaßt werden. Es gibt keine feste Routine, der man zu folgen hätte. Was immer Sie tun, um Ihren Atem zu fördern, muß Ihren momentanen persönlichen Bedürfnissen entsprechen. Jeder von uns hat seine eigenen Möglichkeiten, den Atem voll zu nutzen oder ihn zu stören. Mittels starrer Übungen Abhilfe zu suchen, wäre nicht bloß langweilig, sondern auch erfolglos. Für eine erfolgreiche Atemarbeit ist eine überaus große Vielfalt von Ansätzen nötig. Sie machen die Abläufe und die Ergebnisse dauernd neu, spannend und interessant. Da alle unsere Tätigkeiten von dem Atemstrom abhängen, werden Sie nicht nur die Meisterung einer Technik lernen sondern die Meisterung des Lebens.

Ihre Atmung muß Sie Ihrem Zustand entsprechend versorgen – in der Ruhe, in der Bewegung, wenn Sie friedlich gestimmt sind oder wenn Sie sich aufregen. Ihr Atem sollte Sie gut stützen, ob Sie nun arbeiten, spielen oder schlafen. Sie benötigen Atem, um Aufgaben zu erledigen, ohne sich auszugeben, Atem, um Widrigkeiten auszuhalten, Atem, um sich von Belastungen zu erholen. Wenn Ihnen die Anpassung Ihres Atems gelingt, dann wird Ihr Körper richtig funktionieren, Ihr Geist wird klar sein, Ihre Gefühle werden Sie nicht überwältigen.

Was bewirkt die Atmung eigentlich? Sie ist das Mittel, wodurch der Körper überschüssige Gase ausscheidet (u. a. Kohlendioxid) und sich mit frischen Gasen versorgt (darunter Sauerstoff) und dabei das Blut als Träger von und zu den Lungen benutzt, wo der Austausch stattfindet. Darum hängt das Wohlbefinden des ganzen Körpers von Ihrer Atmung ab und wird von ihr beeinflußt.

Als Körpervorgang reguliert der Atem sich selbst und wird vom autonomen Nervensystem überwacht, das seinen Ablauf sicherstellt. Wie kann er dann beeinflußt werden und wie können wir ihn stören? Das liegt daran, daß die Atmung im Gegensatz zu anderen unwillkürlichen Funktionen teilweise auch unter dem Einfluß des willkürlichen Nervensystems steht; es haben z. B. Muskeln, Sehnen und Gelenke einen Einfluß darauf, ebenso unsere Gedanken und Gefühle. Jeder dieser Faktoren kann und wird unsere Atmung beeinflussen. Abbildung 1 zeigt die vielfältigen Zusammenhänge zwischen Atmung und Organen. Wirkungen ergeben sich in beide Richtungen, von der Atmung her auf die Organe und von den Organen auf die Atmung. Jetzt verstehen Sie die Bedeutung der Qualität Ihrer Atmung für einen gesunden Zustand Ihres körperlichen und emotionellen Wohlbefindens.

Dieses Buch lehrt Sie nicht zu atmen (das haben Sie seit Ihrer Geburt getan). Es befaßt sich nur mit den Atemfehlfunktionen, den Mißständen, die die Qualität Ihres Atems betreffen. Und es wird sich nur mit den Schwierigkeiten der sogenannten gesunden Menschen befassen, nicht mit den Problemen, die durch eine Erkrankung des Atemapparates hervorgerufen werden. (Trotzdem können Kranke von vielen Experimenten Nutzen ziehen, wenn sie sie unter ärztlicher Überwachung vornehmen.)

Mein Ziel ist, Ihnen das Erlebnis zu vermitteln, wie der Atem in einem bestimmten Moment fließt, zu fühlen, ob und wie er gestört sein könnte, und vor allem, Ihnen zu zeigen, was Sie tun können, damit Ihr Atem wieder besser funktioniert.

Zur Geschichte der Atemarbeit

Die Bedeutung des Atems wurde im Laufe der ganzen Menschheitsgeschichte anerkannt. Im Osten war die Pflege des Atems ein integraler Bestandteil der Religionen der Tibeter, Inder, Chinesen und Japaner. Sie war ein Bestandteil des Kultes der alten Ägypter. Die alten Hebräer gebrauchten das Wort *Wind,* also Atem, im Zusammenhang mit *Seele.* Die Bibel betont, daß »Gott der Herr (...) den Menschen aus einem Erdenkloß (machte), und er blies ihm ein den lebendigen Odem in seine Nase. Und also ward der Mensch eine lebendige Seele.« Diese Doppelbedeutung von »Atmen« erstreckt sich bis in den modernen Sprachgebrauch. Das lateinische Verb *spirare* – atmen – wird im Zusammenhang mit der Atmung in den Worten *Respiration* – unsere fortwährende Atmung, und *Expiration* – unser letzter Atemzug (eigentlich Ausatmung Anm. d. Ü.) benutzt, und in übertragener

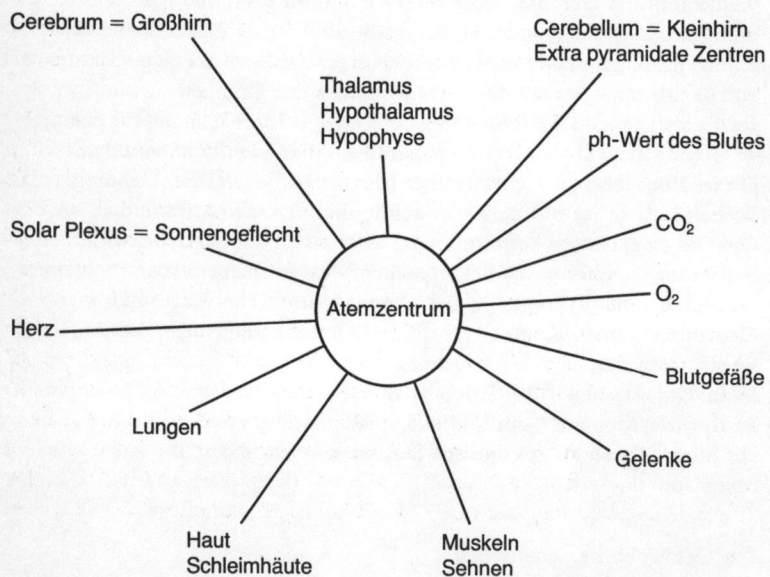

Abb. 1: Schematische Darstellung der Reize vom und zum Atemzentrum. Aus: Erna Pasch. *Methodik der Entspannungs- und Atemtherapie.* Leipzig: Johann Ambrosius Barth, 1970.

Bedeutung Seele und Geist betreffend finden wir den Stamm im Wort *Spirit* (Geist) und *Inspiration*. Die alten Griechen gebrauchten das Wort für Zwerchfell – *Diaphragma*, um sowohl den Geist als auch den Atem zu benennen. Die Pneuma-(Atem-)Lehre beherrschte sowohl die Heilkunst, wie die Philosophie während des ersten Jahrhunderts nach Christus. In den meisten Religionen waren und sind Gesänge und gesprochene Gebete (intensive Ausatmung!) für die Uneingeweihten und besondere Atemübungen für die Priester die Regel. Auf der ganzen Welt spielt der Atem eine bedeutende Rolle – in Märchen, Legenden und in Geheimgesellschaften.

Im Westen wurde das Interesse an der Atmung durch die Lehre von Francois Delsarte in Paris in der zweiten Hälfte des 19. Jahrhunderts erneuert. Delsarte, der seine Singstimme infolge schlechter Schulung verloren hatte, wandte sich der Erforschung der Bewegung zu. Zugleich studierte er die Atmung. Mit der Zeit wurde die Atemarbeit ein untrennbarer Bestandteil seines Systems der Bewegungserziehung.

Nach dem deutsch-französischen Krieg von 1870/71 wurde Delsartes System durch seinen amerikanischen Schüler Steele Mackay in die Vereinigten Staaten gebracht. Genevieve Stebbins und andere Lehrer, die mit Mackay gearbeitet hatten, machten die Methode im ganzen Land bekannt. Stebbins hatte einen solchen Erfolg, daß sich ihr Ruhm bis nach Europa verbreitete. Die Deutsche, Hede Kallmeyer hörte davon und kam nach New York, um bei Stebbins zu lernen. Sie lehrte Delsartes Methode in Deutschland und entwickelte schließlich ihr eigenes System.*

Um 1910 wurde Elsa Gindler, eine der hervorragendsten Lehrerinnen auf dem Gebiet der Gymnastik, mit Delsartes Arbeit durch ihren Unterricht bei Hede Kallmeyer vertraut. Die Atemarbeit wurde zu einem Bestandteil ihrer Methode, wie auch aller anderen Gymnastiksysteme von 1910 bis heute. Es war Elsa Gindler, die das Niveau der Atemarbeit hob. Sie führte ihre höchst originellen Ideen ein, die sie in ihrer Bewegungslehre entwickelt hatte:

---

* Jeder, der sich für die Weiterentwicklung des Delsarte-Systems in den Vereinigten Staaten interessiert, sollte Ted Shawns Buch *Every little Movement* (New York: M. Witmark and Sons, 1954) heranziehen, das eine ausführliche Bibliographie enthält.

Körperbewußtsein als Grundlage und Experimentieren als Arbeitsweise anstelle des mechanischen Ansatzes, der sonst allgemein befolgt wurde und auch jetzt noch meistens befolgt wird.

Das Delsarte-System war nicht die einzige Atemmethode, die über den Atlantik hin- und wieder zurückgebracht wurde. Es gab einen zweiten nicht weniger wichtigen Einfluß auf die Atemarbeit, der von den Vereinigten Staaten wieder nach Europa zurückkam.

Der Schweizer Leo Kofler, der um 1877 als Organist und Chorleiter in der St. Pauls Kapelle von Trinity in New York tätig war, entwickelte ein System der Atem- und Stimmschulung. Sein Buch »Die Kunst des Atmens« wurde 1897 von Clara Schlaffhorst und Hedwig Andersen ins Deutsche übersetzt. Es wurde die Grundlage auf der die beiden ihre Rothenburger Atemschule aufbauten, die heute noch in Deutschland floriert.*

Ich studierte die Atemlehren verschiedener deutscher Schulen, aber am meisten verdanke ich Elsa Gindler. Meine eigene Methode entwickelte ich während meiner vielen Jahre als Lehrerin in Berlin und seit 1940 in New York. In beiden Ländern fand ich einen dringenden Bedarf an Atemarbeit. Sie half allen meinen Schülern, ob sie nun ihren Atem beruflich als Musiker, Schauspieler oder Lehrer gebrauchten oder für körperliche Schwerarbeit oder einfach im täglichen Leben.

Heute ist in vielen Ländern die Atemarbeit Teil jedes Körperertüchtigungsprogramms und ihre Bedeutung für das körperliche Wohlbefinden wird voll anerkannt. Erst vor kurzem entwickelte sich in den Vereinigten Staaten ein Interesse an der Atmung als einem integralen Teil unseres körperlichen und emotionellen Gleichgewichts. Ich hoffe, daß dieses Buch dieses Interesse fördern und die Leser zum Verständnis dessen führen wird, wie wesentlich eine gute Atemführung ist und wie das Bemühen um unsere Atmung die Qualität des Lebens verbessern wird.

---

* Leo Kofler, *Die Kunst des Atmens*. Kassel: Bärenreiter Verlag, 1. Auflage 1897; 24. Auflage 1977.

Teil I: Die Grundlagen

1 Die Rolle der Gewohnheiten und die beste Art zu atmen

Was verursacht schlechtes Atmen? Was behindert die Qualität des Atmens? Unsere Art zu leben natürlich. Der Streß der heutigen Zeit: Krieg, Verbrechen, politische Unruhen und Umsturz, Lärm, Luftverschmutzung, allgemeine und persönliche Veränderungen – zu plötzlich und zu weitreichend, um sich leicht anpassen zu können – die Mechanisierung, die unsere Selbsteinschätzung als Individuum bedroht, das sind nur einige der Belastungen, die unseren Atem stören.

Unsere Atmung wird durch alles, was uns widerfährt, beeinflußt, sei es nun körperliche oder gefühlsmäßige Belastung, Verletzung, Enttäuschung oder sogar großer Erfolg. Alles, was in und um uns vorgeht, hat gleichzeitig einen Einfluß auf unser Atmen. Der freie Fluß des Atems wird behindert, die Ausatmung beeinträchtigt und die Einatmung ungenügend. Atmung als selbstregulierende Funktion hat die Fähigkeit, sich von Belastungen und Fehlfunktionen von selbst zu erholen, sobald die störende Ursache nicht mehr wirksam ist. Anstatt nun dem Atem zu erlauben, sich selbst zu regeln und in seiner eigenen Zeit zum Normalmaß zurückzufinden, neigen wir gewöhnlich dazu, uns einzumischen. Unbewußt und unbeabsichtigt halten wir häufig an der veränderten Art des Atmens fest, selbst nachdem die Zwischenfälle, die die Störung verursachten, vorüber sind. Zunächst hält die Veränderung des Atems nur kurz an, dann für länger, schließlich wird sie zur Gewohnheit und unsere Atmung findet nicht mehr zu ihrem ursprünglichen, ungestörten Fluß zurück. Wenn Sie z. B. durch plötzlichen Lärm gestört werden, halten Sie den Atem an – das ist eine natürliche Reaktion. Das nächste Mal, wenn das passiert achten Sie darauf, wie lange es dauert, bis der Atem zu seinem Normalmaß zurückkehrt. Wahrscheinlich halten Sie auch nach dem »Zwischenfall« an der veränderten Art der Atmung fest.

Die Experimente in diesem Buch werden Ihnen bewußt machen, wie oft eine gestörte Art zu atmen beibehalten wird, nachdem die Störung abgeklungen ist. Die meisten Menschen sind sich dessen gar nicht bewußt. Und man kann die schlechten Gewohnheiten natürlich nur dann überwinden, wenn man ihrer gewahr wird.

Gute Atemgewohnheiten sollten schon früh im Leben gepflegt werden. Mütter und alle, die sich um Kinder kümmern, sollten dem Vorgang der Atemerholung wach gegenüberstehen. Die meisten Menschen, die ein unglückliches Baby aufnehmen, denken, daß sie es sofort wieder hinlegen können, sobald es zu weinen aufhört. Doch sie sollten das Baby weiter gut im Arm halten und ihm leicht auf den Rücken klopfen und es beruhigen, bis es einen tiefen Atemzug tut. Erst dann hat sich der Atem des Kindes normalisiert und erst dann dürfen Sie es wieder hinlegen. Dieser Vorgang ist so leicht zu beobachten, daß jeder, einmal darauf aufmerksam gemacht, ihn nie wieder übersehen kann. So kann man gute anstatt schlechter Atemgewohnheiten fördern.

Zusammenfassend können wir sagen: unser Atem reagiert auf alles, was auf uns einwirkt, was uns betrifft. Wir halten den Atem an, wenn wir erschreckt werden, wir unterdrücken ihn unter Belastung, und durch Freude wird er gefördert. Sicherlich ist es nicht das Ziel der Atemarbeit und es wäre dies auch gar nicht möglich, den Atem von den Belastungen des Lebens unbeeinflußt zu erhalten oder die Schwierigkeiten des Lebens zu vermeiden. Ganz im Gegenteil, das Erleben des Atems wird Sie dem Leben gegenüber offener machen. Es wird Ihnen die Elastizität verleihen, mit den Herausforderungen des Lebens fertig zu werden und seine Freuden zu genießen. Sie werden lernen, die Müdigkeit als Folge von Perioden schlechter Atmung zu überwinden, Energieverluste auszugleichen und Ihre volle, unverminderte Spannkraft als unvermeidliche Folge tieferen Atmens erleben. Sie werden sich der Schwankungen im Atem mehr bewußt werden. Sie werden lernen, wie Sie die Atmung zur Veränderungen anregen können, um Belastungen zu überwinden.

Dieses Können zu erwerben, kann jedoch ein langer Weg sein. Es ist nicht leicht, eingefahrene Gewohnheiten zu ändern. Wir können kaum jemals

Gewohnheiten von einem Moment auf den andern ändern, meist überwinden wir sie allmählich. Daher lassen Sie sich genügend Zeit. Die Atemarbeit ist jedoch in allen Phasen so befriedigend, daß Sie weder die aufgebrachte Zeit reuen wird, noch die dafür nötige Geduld und Ausdauer.

Wegen der Verschiedenheit der Einflüsse auf die Atmung liegt es auf der Hand, daß es »die eine, beste Art zu atmen« nicht geben kann. Ich betone das, denn sobald sich die Leute ihrer unzureichenden Art zu atmen bewußt werden, fragen sie unweigerlich: »Was ist nun die beste Art zu atmen?« oder »Wie soll ich atmen?« Eine Art zu atmen, die für alle Zeiten als die *einzig richtige* und *beste* angestrebt werden soll, gibt es nicht. Wir atmen unterschiedlich und viele Arten können angemessen sein. Die Atmung ist nicht dann richtig, wenn sie zu allen Zeiten in einer bestimmten als »ideal« festgelegten Weise funktioniert, sondern wenn sie so abläuft, daß sie sich frei regeln kann, daß sie ihre Qualität entsprechend den augenblicklichen Bedürfnissen ändern kann, so daß sie uns genügend unterstützt, wenn wir den diversen Herausforderungen des Lebens begegnen. Laufen erfordert eine andere Art zu atmen als Schlafen, die Aufmerksamkeit bei einem wichtigen Gespräch eine andere Atemqualität als eine beiläufige Unterhaltung mit einem Freund. Zorn läßt uns anders atmen als friedliche Stille. Eine bestimmte Art des Atmens mag der einen Situation entsprechen, nicht aber einer anderen. Manchmal ist ein sehr tiefer Atemzug angemessen, ein andermal ein viel flacherer. Es gibt ganz einfach keine »beste« Art zu atmen.

2 Arbeitsmethode

Wenn Sie die Seiten dieses Buches durchblätterten, bevor Sie es genau lasen, werden Sie sich vielleicht gefragt haben, was denn »Atemexperimente« seien. Die meisten Programme zur Leibeserziehung benutzen Übungen, um ihre Ziele zu erreichen. Das bedeutet, daß vorbestimmte, starre Abläufe von Tätigkeiten durchgeführt werden. Die Verbesserung soll sich durch die Wiederholung ergeben. Je öfter Sie die Übung wiederholen, um so besser – angeblich – das Resultat.

Soweit es das Atmen betrifft, ist ein derart mechanisches Vorgehen vergeblich. Änderungen in der Qualität des Atems müssen in ganz anderer Weise erzielt werden, nämlich durch Experimentieren.

Der Atem verändert sich fortwährend automatisch und in vollkommener Weise in Anpassung an unsere jeweiligen Tätigkeiten, vorausgesetzt, wir greifen nicht ein. Obwohl wir öfters in diese Anpassungsvorgänge eingreifen, können wir die Veränderungen doch nicht ganz verhindern. Das Atmen bleibt eine unwillkürliche, selbstregulierende Funktion. Es ändert sich nicht nur mit jeder physischen Tätigkeit, sondern auch mit jedem emotionellen Eindruck, es spiegeln sich sowohl Freude wie auch Schmerz in unserer Atmung.

Da nun der Atem so veränderlich ist, wäre es unmöglich, die Vielzahl an Übungen zu erfinden, die für die unzähligen Schattierungen des Atems nötig wären. Und wie sollte man sich dann an alle erinnern und sie wiederholen. Wie gesagt, die Atmung ist eine sich selbst regelnde Funktion. Und Sie können nicht etwas, das sich selbst regelt, üben. Nur willkürliche Handlungen können wiederholt und »geübt« werden.

Wir können nicht den Atem »machen«, wie wir eine Bewegung machen. Die Atmung kann nur belebt und angeregt werden, um sich aus sich selbst heraus zu ändern. Wir setzen einen Reiz und lassen dann die Reaktion darauf sich so frei als möglich entfalten. Diese Reaktionen werden unwillkürlich sein. Sie geschehen uns, wir können sie nicht machen, wir können nur versuchen, sie zuzulassen. Diese Art, mit dem Atem zu arbeiten, wird »experimentieren« genannt.

Die Experimente, die in Teil II des Buches beschrieben werden, sind eine Serie von bewährten Anreizen für die Atmung. Ich betone das Wort »bewährt«, damit das Wort »experimentieren« nicht den Gedanken vermittelt, daß das, was auf ein Experiment hin geschieht, völlig unbekannt sei. Im allgemeinen kann die Reaktion auf einen bestimmten Reiz vorhergesehen werden. Trotzdem wird der tatsächliche Verlauf, die Reihenfolge, in der die Veränderungen stattfinden, und die aufgewendete Zeit jeweils sehr verschieden sein. Reaktionen werden von der momentanen körperlichen Verfassung der Person, seiner oder ihrer Stimmung, wie auch von seiner oder ihrer Erfahrung, sich der Abläufe, die mit der Atmung verbunden sind, bewußt zu werden und Veränderungen im Atem zuzulassen, abhängen. Sie werden verstehen, daß Sie trotz Erfahrung und erworbenem Geschick nicht so schnell und leicht auf einen Reiz reagieren werden, wenn Sie müde sind – anstatt ausgeruht zu sein, wenn sie Kopfweh haben – anstatt frei von Kopfschmerzen zu sein, wenn Sie sich aufregen – anstatt glücklich zu sein. Und das sind nur einige der maßgeblichen Variablen. Und Sie dürfen ganz sicher nicht den Widerstand gegen jede Art von Veränderungen unterschätzen, den die meisten von uns haben und der diesen Prozeß auch sehr beeinflußt.

Die meisten Anfänger brauchen eine längere Zeit, um ihrer Reaktionen auf einen Reiz gewahr zu werden und um diese Reaktionen ungestört zuzulassen. Zunächst werden sich die Reaktionen nur teilweise und langsam zeigen. Aber sobald Sie die Experimente öfter durchgeführt haben, werden Sie eine der lohnendsten Seiten der Atemarbeit erkennen. Sie erfahren, wie rasch Reaktionen auf einen Reiz einsetzen und wie grundlegend und weitreichend die Veränderungen in der Qualität Ihrer Atmung innerhalb einer überraschend kurzen Zeit sein können. Eine Schülerin, die die Atemarbeit für ihre Sommerferien eingeplant hatte, gab folgenden Bericht: »Nun, ich hatte nichts Besonderes zu tun. Wann immer ich meinen Atem fühlte, ließ ich ihn sich einspielen, und – mein Atem war in Ordnung.« Aber die Fähigkeit, zuzulassen, daß der Atem sich erholt und sich so leicht und rasch verändert, ist das Ergebnis langer Arbeit und Erfahrung.

Wenn Sie Experimente machen, brauchen Sie Rückmeldungen (das sogenannte Feedback). In der Atemarbeit verlassen Sie sich auf ihr Körpergefühl (kinästhetischer Sinn); er ermöglicht es Ihnen, Ihrer selbst gewahr zu werden. Sie spüren nicht nur die Stellung Ihres Körpers im Raum, sondern auch seinen Zustand. Diese Empfindungen informieren Sie über den Zustand des Atems und über ihre Reaktion auf das Experiment. Wie jeder unserer Sinne kann auch der kinästhetische hoch entwickelt und dann viel erfolgreicher genutzt werden. Je mehr Sie Ihr Körpergefühl beanspruchen, um so besser entwickelt es sich. So wie der geschulte Musiker in einem Musikstück Einzelheiten hören kann, die dem durchschnittlichen Zuhörer entgehen, so werden Sie von Ihrem Atem immer mehr spüren, wenn Sie erst Ihren Körpersinn bewußt einsetzen.

Unglücklicherweise wird in unserer Kultur die intellektuelle Entwicklung und nicht die des Körpergefühls betont. Das Körpergefühl wird gewöhnlich mit Schmerz in Verbindung gebracht. Eine neue Schülerin bewies mir dies, als sie auf meine Frage, was sie beim Atmen fühle, antwortete: »Es tut nichts weh.« Als ob wir nur das Unwohlsein wahrnehmen sollten! So bringen sich viele Menschen um die Freude an ihrem Wohlbefinden. Und wenn etwas beginnt, aus dem Lot zu geraten, dann bemerken sie es nicht früh genug und verpassen so die Gelegenheit, Ernsteres zu verhüten.

Bewegung ist eine Möglichkeit, unseren Körpersinn zu betätigen. Aber wir bewegen uns weniger als frühere Generationen. Maschinen übernehmen so viele Arbeiten, für die früher eine körperliche Anstrengung nötig war, und so berauben sie uns der Gelegenheit, den Körpersinn zu schulen. Sportarten – sofern sie überhaupt betrieben werden – beanspruchen den Körper meistens in einer zu einseitigen Art und Weise, um für die benötigte Vielfalt an Bewegung zu sorgen. Und nur zu oft ist das sportliche Training so mechanisch, daß es eine Entfaltung des Körpergefühls gar nicht zuläßt.

Beim Experimentieren sich selbst zu spüren, bedeutet nun nicht, daß alles früher über den Atem Gelernte nutzlos wäre. Jede wissenschaftliche

Kenntnis wird Ihnen helfen, Ihre Reaktionen auf die Experimente zu verstehen. Wenn Sie anfangen, Ihren Atem zu erspüren, werden Ihre ersten Eindrücke verschleiert und unklar sein. Das sollte Sie nicht überraschen, da die meisten von uns überhaupt nicht gewöhnt sind, ihren Atem zu spüren. Mit der Zeit werden Sie klar unterschiedliche Qualitäten Ihres Atems wahrnehmen können und Sie werden merken, wie Ihr Atem auf bestimmte Experimente reagiert. Schließlich wird es Ihnen leicht fallen, sich Ihres Atems bewußt zu werden.

Am Anfang wird es für Sie am einfachsten sein, das Endergebnis der Arbeit zu fühlen. Sie werden merken, daß Ihr Atem anders ist als vor Beginn des Experiments. Später werden die mit dem Atem verbundenen Empfindungen klar werden und nicht zu unterdrücken sein. Wenn Sie darin geübter werden, können Sie Atemveränderungen schon fühlen, während sie geschehen. Das ist wichtig. Es ist viel leichter, diesen Veränderungen in dem Moment nachzugeben, in dem Sie durchbrechen wollen. Je geübter Sie darin werden, Ihren Atem zu spüren und ihm zu erlauben, sich zu verändern, um so rascher und weitreichender werden die Auswirkungen der Experimente sein. Das verkürzt dann auch die Zeit der Erholung von ungenügendem Atmen in Ihrem täglichen Leben. Die tägliche Plackerei wird so nicht nur weniger mühsam, sondern Sie werden dann auch die angenehmen Momente bis zur Neige auskosten können.

3 Mit der Atmung verbundene Empfindungen

Die Empfindungen, die beim Experimentieren wahrgenommen werden, werden oft falsch gedeutet. Es sind nie Empfindungen des Atems selbst. Es sind lediglich Empfindungen, die mit dem Atem zusammenhängen. Im gesunden Zustand können weder das Zwerchfell oder die Lungen, noch der Gasaustausch gefühlt werden. Was wir fühlen, sind lediglich die Auswirkungen der Atmung, Einflüsse des Atemprozesses auf den Körper, Veränderungen, die in Verbindung mit dem Atem stattfinden. Wenn jemand sagt: »Ich fühle, wie sich meine Lungen mit Luft füllen«, fühlt er in Wirklichkeit nicht seine Lungen. Was er fühlt ist die Ausdehnung des Brustkorbes, um der Luft Raum zu schaffen. Das ist eine Empfindung, die mit dem Füllen der Lunge zusammenhängt, aber nicht eine Empfindung der Lunge selbst. Diese durch den Atemprozeß hervorgerufenen Empfindungen und Eindrücke sind die Werkzeuge, die wir für die Atemarbeit benützen.

Mit dem Atem zusammenhängende Empfindungen können in Bereichen nahe der Lunge, wie in Nase, Mund, Brust und Bauch, aber auch weiter entfernt in Armen und Beinen gefühlt werden. Die Empfindungen in den Extremitäten gehen vor allem auf den durch den Atem beeinflußten Kreislauf zurück. Zusätzlich werden Sie die Veränderung Ihrer Stimmungen während der Atemarbeit und nachher fühlen.

Um dies weiter zu erläutern will ich einige Beispiele geben für Empfindungen, die Sie vielleicht bemerken werden, und die mit dem Atem in Verbindung stehen. Zuerst fühlen Sie vielleicht den Luftstrom durch Nase und Mund – nur ein bißchen oder eine große Menge Luft. Der Atem kann schnell und oberflächlich oder langsam und tief sein. Vielleicht nehmen Sie Unregelmäßigkeiten im Atemrhythmus wahr. Sie mögen Gefühle der Enttäuschung oder der Befriedigung erleben, beispielsweise auch das Gefühl der Erleichterung, wenn ein Atemzug endlich »durchgeht« (oder, wie meine

Schüler sagen »über den Berg«). Oder Sie werden einer Empfindung von Atemtiefe gewahr (»Es strömt wie aus einem tiefen Brunnen«, sagte einmal ein Schüler.)

Wie diese wenigen Beispiele zeigen, sind die mit dem Atem zusammenhängenden Empfindungen von unendlicher Vielfalt. Da Sie nicht voraussagen können, welche Empfindungen auftreten werden, wird die Atemarbeit immer interessant bleiben. Jedesmal wenn Sie ein Experiment machen, wird sich Ihre Wahrnehmungsfähigkeit steigern und oft werden Sie neue Empfindungen oder Abwandlungen bekannter spüren. Ich höre immer wieder Bemerkungen und Ausrufe des Erstaunens darüber. Sicher werden auch Sie, genau wie meine Schüler, mit immer neuer Überraschung auf die Experimente reagieren: »Ich habe *das* noch nie gespürt«, oder »Ich habe schon früher etwas gespürt, aber niemals so wie jetzt«.

4 Die Atempause

Jeder weiß, daß wir rhythmisch atmen. Die meisten Menschen nehmen an, daß der Atem in einem Zweiertakt funktioniert: Ausatmen – Einatmen. Das stimmt nicht. Zu irgendeiner Zeit während Ihrer Atemarbeit werden Sie entdecken, daß der Atemrhythmus drei Komponenten hat: Ausatmung – Pause – Einatmung. Die Pause erfüllt einen doppelten Zweck: ein Ausruhen von der Anstrengung des Einatmens und ein Sammeln der für die nächste Einatmung nötigen Energie. Die Pause ist also keine müßige Spanne, in der nichts geschieht, sie ist eine vitale Phase im Atmungsablauf.

Die Dauer der Pause ist wichtig. Wenn wir die Länge der Pause stören, sie auch nur leicht verkürzen, so fühlen wir uns gehetzt und unter Druck gesetzt, in diesem wohlbekannten Zustand also, der so oft unser Wohlbefinden stört und der eine so allgemein anerkannte Bürde in unserem täglichen Leben bedeutet. Wir haben alle erlebt, wie sehr uns diese Art zu atmen belastet. Und wir zahlen teuer dafür mit Leistungsabfall, Müdigkeit und Gereiztheit.

Wenn Sie mit der Atemarbeit beginnen, kann es sein, daß Sie nicht sofort ein Gefühl für die Atempause haben. Sie sind möglicherweise für einige Zeit nicht imstande, sie wahrzunehmen, weder bei den Überprüfungen – sie sind im 10. Kapitel beschrieben – noch während der Experimente. Aber eines Tages werden Sie sie fühlen, wahrscheinlich ganz plötzlich. Es mag Sie durcheinanderbringen oder Sie fühlen sich dabei unbehaglich, wenn Sie auf einmal eine Verzögerung vor dem Einatmen bemerken. Wenn Sie jedoch so ein Vorkommnis erwarten, wird es den Großteil seines verwirrenden und irritierenden Charakters verlieren. Sobald einmal die erste Verwirrung vorbei ist, werden Sie sich erleichtert fühlen, wenn Sie die Atempause in Ihrem Atemrhythmus wahrnehmen.

Sobald sich der dreiteilige Rhythmus des Atems wieder eingespielt hat, werden Sie ihn sehr zu schätzen wissen. In Ihrem Atemrhythmus gibt eine

Pause in ihrer vollen Länge eine große Erleichterung, beseitigt das Gefühl, unter Druck zu stehen, und hat einen beruhigenden Einfluß nicht nur auf Ihre Atmung, sondern auch auf Ihre gesamte Persönlichkeit, physisch sowohl als auch emotionell.

Versuchen Sie aber nicht, die Pause willkürlich zu »machen«, es zu »tun«. Da Atmen ein unwillkürlicher Prozeß ist, können Sie die Pause absichtlich gar nicht richtig treffen. Ihre Dauer wechselt so wie Ihr Atem sich verändert, indem er sich den vielfältigen Anforderungen, denen Sie gegenüberstehen, anpaßt. Der Rhythmus Ihres Atems, dessen eine Phase die Pause ist, muß sich von selbst wieder durchsetzen. Sie ist Teil des dauernden, und doch wechselnden Rhythmus Ihres Atems.

5 Wie rasch sich der Atem erholt

Für jeden, der mit diesem Buch allein arbeitet, ist die Zeit, in der er oder sie eine Verbesserung des Atems erzielen kann, wichtig. Diese Zeitspanne ist von Mensch zu Mensch verschieden. Die Änderung kann sehr rasch oder sehr langsam eintreten. Es gibt keine Regeln, aber bestimmte Faktoren spielen für den Zeitablauf eine Rolle.

Es liegt auf der Hand, daß eine unerfahrene Person mehr Zeit brauchen wird, bis der Atem sich wieder einspielt, als jemand, der schon Erfahrung darin hat. Gelegentlich kann aber auch ein Anfänger, selbst wenn er ein Experiment das erste Mal durchführt, rasch eine ganz andere und viel befriedigendere Art zu atmen erreichen.

Auch das Wetter beeinflußt diesen Vorgang. Gemäßigte Temperaturen und niedrige Luftfeuchtigkeit sind für die Atemarbeit günstig und wirken zeitverkürzend. An heißen, feuchten Tagen wird es wesentlich länger dauern bis die Atmung wieder ausgeglichen ist. Luftverschmutzung engt die Atmung unausweichlich ein, und je länger sie anhält um so mehr. Es dauert unter diesen Umständen viel länger, sich von der oberflächlichen Atmung zu erholen und Staub und andere Verunreinigungen loszuwerden, bis dann die tiefere Atmung wieder einsetzen kann. Versuchen Sie nicht, im Freien tief zu atmen, wenn starker Smog herrscht. Aber schaffen Sie den Ausgleich für die oberflächlichen Atemzüge, die Sie im Freien nahmen, wenn Sie wieder zu Hause sind.

Wieviel Zeit Sie brauchen, bis Ihr Atem sich erholen kann, hängt auch sehr von Ihrer Stimmung ab. Wenn Sie aufgeregt, unglücklich, ängstlich, sogar freudig erregt sind, werden Sie für das Ausgleichen des Atems viel länger brauchen, als wenn Sie sich in einer gelassenen Stimmung befänden.

Das größte Hindernis für eine schnelle Atemerholung ist Krankheit, und es muß nicht einmal eine schwere sein. Wenn Sie sich einfach nicht wohl fühlen,

Kopfweh haben oder eine Erkältung bekommen, so werden Sie bemerken, daß Ihre Reaktionen auf ein Experiment beträchtlich verzögert sind. Seien Sie in diesen Zeiten geduldig und ausdauernd. Schließlich werden Sie doch Erfolg haben. Ich möchte noch einmal betonen, daß niemand genau voraussagen kann, wie die Reihenfolge der Reaktionen in der Atemarbeit sein wird, und daß es keine starren Regeln gibt – gelegentlich werden Sie eine umgekehrte Reihenfolge erleben. Sie sollten immer auf das Unerwartete vorbereitet sein. Beispielsweise könnte gerade dann, wenn Sie sich nicht wohl fühlen, eine rasche Änderung eintreten, so als hätte Ihr Atem nur auf die Chance befreit zu werden gewartet.

Zusammenfassend möchte ich sagen, daß Sie, wann immer Sie ein Experiment beginnen, Ihrem Atem so viel Zeit wie nötig zur Veränderung lassen sollten. Wenn Sie an einem Tag eine schnelle Umstimmung erzielten, heißt das noch lange nicht, daß Sie auch am nächsten Tag so schnell reagieren werden. Seien Sie flexibel, lassen Sie die Natur in ihrem eigenen Tempo arbeiten, dann werden Sie sich am schnellsten erholen.

6 Ein entscheidender Moment

Wenn Sie im Verlauf Ihrer Atemarbeit bereits weitreichende Änderungen erzielt haben, werden Sie einer verblüffenden Tatsache gegenüberstehen. Endlich in der Lage bestimmte und typische Wahrnehmungen des Atems zu machen, kommen Sie vielleicht ganz plötzlich während eines Experimentes darauf, daß alle diese Wahrnehmungen verschwunden sind. Dieses Verschwinden kann sogar den Eindruck hervorrufen, daß Sie überhaupt nicht atmen. Es kann Sie in der Folge möglicherweise so etwas wie Furcht überkommen.

Aber bald danach wird Ihnen klar werden, daß sich lediglich die Art Ihrer Atmung geändert hat. Und zwar zum Besseren! Anstatt daß Sie, wenn Sie tiefere Atemzüge zulassen, ein Gefühl von Mühe, Unregelmäßigkeit und Schwierigkeit spüren, oder was immer Ihre gewohnten Empfindungen waren, können Sie auf einmal nichts dergleichen fühlen. All Ihre alten Wegmarken sind verschwunden und Sie empfinden ein scheinbares Vakuum. Wenn sie dieses Stadium erreichen, bemerken meine Schüler unweigerlich, leicht verwirrt und mit einer etwas ängstlichen Stimme: »Mir scheint, ich atme überhaupt nicht mehr.« Natürlich tun sie das und Sie tun es auch. Wenn dieses Gefühl auftritt, haben Sie Ihre alten Atemgewohnheiten hinter sich gelassen – zumindest zeitweise. Zu diesem Zeitpunkt sind die vertrauten Empfindungen nicht mehr da. Es waren hauptsächlich Empfindungen von Schwierigkeiten, die die gewohnte Art zu atmen hervorrief, und von Notmaßnahmen, die diese Bedingungen erforderten. Nachdem sich nun die Art und Qualität Ihrer Atmung verändert hat, werden Sie nach der ersten Überraschung neuer Charakteristika gewahr werden und neue Wegweiser finden.

Bleiben Sie daher ruhig, wenn dieser Moment eintritt. Versuchen Sie, Ihren Atem neu zu erfühlen. Machen Sie sich mit den Empfindungen einer weniger gestörten, mehr unwillkürlichen, ganz anderen Qualität der Atmung vertraut. »Atmen ist so unaufdringlich, so sanft und doch gleichzeitig so voll!« – so beschreiben meine erstaunten Schüler oft diesen Zustand ihres Atmens.

Die eindrucksvollste und überraschendste Empfindung jedoch ist, wie überaus ruhig und mühelos der Atem fließt und wie still man sein muß, um diese neuen Empfindungen zu spüren. All das bedeutet, daß Sie eine augenfällige Veränderung in der Qualität Ihrer Atmung erreicht haben. Freuen Sie sich darüber!

Sie sollten diesen vorüberhuschenden Moment der Unsicherheit so rasch als möglich erkennen, wenn er kommt, so daß Sie nicht durch Überraschung oder Furcht am Weitermachen gehindert werden. Es ist ein wichtiger Abschnitt in Ihrer Atemarbeit, ein ganz entscheidender Moment.

7 Hilfsmaßnahmen

Da die Atmung eine lebenswichtige Funktion des Körpers ist, ist der Organismus mit verschiedenen Möglichkeiten ausgestattet, sie in Ausnahmesituationen aufrecht zu erhalten. Diese Hilfsmaßnahmen werden nicht nur in lebensbedrohlichen Situationen in Kraft gesetzt, sie sind vielmehr Teil Ihres täglichen Lebens. Sie gehören zum Beispiel zum Prozeß des Aufwachens, und sie kommen Ihnen zu Hilfe, wenn Sie müde sind. Sie werden diesen Hilfsmaßnahmen während verschiedener Stadien Ihrer Atemarbeit begegnen.

Manche Ihrer anfänglichen Reaktionen auf die Atemarbeit mögen Sie überraschen. Anstatt einen leichten und vollen Atem zu erlangen, wie Sie ihn sich berechtigterweise ersehnen, erleben Sie statt dessen vielleicht, daß Sie lediglich einen Atemaufruhr hervorgerufen haben. Wann immer Ihre Atmung dazu angeregt wird, besser zu funktionieren oder sich von einer Übererregung zu beruhigen, setzen Hilfsmaßnahmen ein, um diesen Prozeß zu unterstützen. Das Erkennen dieser Vorgänge ist für Ihre Atemarbeit wichtig, vor allem dann, wenn Sie sich alleine daran wagen, bewaffnet nur mit diesem Buch als Anleitung.

Sie sollten die Hilfsmaßnahmen nicht mit guter Atmung verwechseln. Erkennen Sie sie als das, was sie sind: unwillkürliche, hilfreiche, zeitweilige Maßnahmen. Verstehen Sie ihren Zweck und auch, was ihr Aussetzen bedeutet. Dann werden Sie, anstatt verwirrt oder irritiert zu sein, besser beurteilen können, in welchem Ausmaß eine Atemstörung vorliegt und welchen Fortschritt in der Erholung Sie machen. Wenn Sie die Hilfsmaßnahmen widerstandslos geschehen lassen, verkürzen Sie deren Dauer.

Tatsächlich werden Sie anfangs mehr Erfahrungen mit Hilfsmaßnahmen machen als mit gutem Atmen. Gewöhnlich verringern schlechte Atemgewohnheiten den Atem in einem solchen Ausmaß, daß er lediglich für das bloße Überleben ausreicht. Das Verlangen nach einem größeren Gasaustausch mag so stark sein, daß jeder Reiz, der durch die Atemexperimente hervorgerufen wird, zunächst Hilfsmaßnahmen in Gang setzen muß, um so rasch und gründlich wie möglich einen Ausgleich zu schaffen.

Hilfsmaßnahmen kommen nicht nur in den Anfangsphasen Ihrer Arbeit ins Spiel, sondern auch später, wenn Sie sich von einer Periode ungenügenden Atmens erholen müssen. Wenn Sie im Laufe des Tages erste Anzeichen von Hilfsmaßnahmen bemerken, so wird Ihnen das helfen, Ihren Atem aufmerksamer zu beachten.

Während des Verlaufs einer Arbeitsperiode verschwinden die Hilfsmaßnahmen allmählich, sowie die Notwendigkeit dafür abnimmt. Sie werden dann einen Zustand angenehmen, leichten Atmens erleben, Sie sind in der Lage, die eigentliche Atemarbeit zu genießen, die erst einsetzen kann, nachdem die Notstandsphase Ihrer Atmung überwunden wurde.

Die Hilfsmaßnahmen, denen Sie während Ihrer Atemarbeit am häufigsten begegnen werden, sind Gähnen, Schulterheben, Seufzen oder Keuchen, Sich-Strecken und Aufblähen der Nasenflügel.

Gähnen

Gähnen wird wahrscheinlich die erste Hilfsmaßnahme sein, die durch ein Atemexperiment hervorgerufen wird. Ein paar Glückliche werden sofort tiefer atmen können, aber die meisten von uns werden mit dem Bedürfnis, einmal oder zweimal zu gähnen, antworten. Gelegentlich werden Sie einen längeren Gähnanfall hinnehmen müssen. Dieses Gähnen ist nicht ein Zeichen von Müdigkeit oder Langeweile, obwohl wir auch gähnen, wenn wir diese Zustände erleben. Wenn wir müde sind, brauchen wir Sauerstoffnachschub, wenn wir uns langweilen, wird der Atem flacher und flacher, bis zu dem Punkt, wo die Hilfsmaßnahme Gähnen einsetzen muß, um uns zur normalen Atemtiefe zurückzubringen. (Dieser letztere Zustand wird treffend durch die Wendung »sich zu Tode langweilen« charakterisiert.)

Gähnen wird durch eine heftiges Zusammenziehen des Zwerchfells hervorgerufen, was einen massiven Luftaustausch bewirkt. Sowohl Aus- als auch
Einatmung sind gewaltig vergrößert. Sie werden solange gähnen müssen, bis
sich das Gleichgewicht zwischen Sauerstoff und Kohlendioxid im Blut
wieder eingependelt hat. Dann hört das Gähnen auf und Sie können mit
Leichtigkeit befriedigende Atemzüge strömen lassen. Seien Sie jedoch
vorbereitet, wenn Sie mit dem Experiment fortfahren, daß sich die Intensität
Ihres Atems steigert und möglicherweise eine neue Gähnserie auslöst.
Begrüßen Sie die Hilfsmaßnahme des Gähnens und versuchen Sie nicht,
ihren Ablauf zu behindern. Die allgemeine Einstellung gegen das Gähnen in
der Öffentlichkeit mag manchen Menschen Schwierigkeiten bereiten. Wir
sollen ja in Gesellschaft meistens wach und aufmerksam sein. Unglücklicherweise hat sich diese Einstellung gegen das Gähnen so stark eingeprägt, daß
viele Leute Mühe haben zu gähnen, auch wenn sie allein sind.
Sie brauchen Energie, um zu gähnen. Wenn Sie müde sind, werden Sie
vielleicht nicht in der Lage sein, unmittelbar nachdem ein Reiz für den Atem
gesetzt wurde zu gähnen. Es mag einiger Versuche bedürfen, bis Ihnen ein
volles kräftiges Gähnen gelingt (»das Gähnen durchkriegen«, wie meine
Schüler sagen). Ihr Zwerchfell kann nur allmählich den Tonus wiedergewinnen, der für die energische Tätigkeit nötig ist, die das Gähnen erfordert.
Es mag sich merkwürdig anhören, aber es gehört Intelligenz dazu, ordentlich
zu gähnen. Machen Sie dabei den Mund weit auf. Bekämpfen Sie das
Gähnen nicht, sondern geben Sie ihm nach und lassen Sie ihm seinen Lauf.
»Beißen« Sie es nicht ab, indem Sie Ihren Mund zu früh schließen.
Versuchen Sie Ihren Nacken lang, den Kopf hoch und gut im Gleichgewicht
zu halten. Der Kopf sollte sich während des Gähnens nicht nach hinten
neigen. Spüren Sie, ob sich Ihr Atem in der Qualität verändert hat, wenn das
Gähnen vorüber ist, und ob sein Verlauf sich jetzt vom Zustand vorher
unterscheidet. Lassen Sie dieser Veränderung Zeit sich auszuwirken, und
warten Sie ein paar Atemzüge lang, bis Sie Ihr Experiment wiederholen.

Schulterheben

Wenn sich Ihre Schultern und das Schlüsselbein unwillkürlich heben, um das Einatmen zu erleichtern, so ist das eine wichtige und wirkungsvolle Hilfsmaßnahme. Sie ist so wirkungsvoll, daß sie mit fast allen anderen Hilfsmaßnahmen zugleich ins Spiel kommt. Wenn Sie mit den Atemexperimenten beginnen und es Ihnen gelingt, einen vollen Atemzug zuzulassen, werden Sie dessen gewahr werden, daß sich Ihre Schultern – Schulterblätter und Schlüsselbein unwillkürlich und gleichzeitig heben und dabei werden die Arme auch noch mitgenommen. Wenn das Gewicht all dieser Körperteile den Brustkorb nicht mehr belastet, wird es den Rippen erleichtert, sich auszudehnen. Unabhängig davon, was der eigentliche Grund der Ateminsuffizienz sein mag, wird diese Hilfsmaßnahme einsetzen, solange es noch Mühe kostet, den Atem einströmen zu lassen. Sobald der Brustkorb genügend elastisch geworden ist und das Zwerchfell wieder eine stärkere Tätigkeit entfaltet, wird eine so drastische Hilfe für das Einatmen nicht mehr nötig sein. Ein Kennzeichen guten Atmens, das Sie im Lauf der Zeit erleben werden, ist das mühelose Fließen Ihres Einatmens, ohne daß Sie das Gewicht von Ihrem Brustkorb wegheben müßten, um ihm Raum zu schaffen.

Seufzen

Seufzen ist eine der Hilfsmaßnahmen, die sich gewöhnlich mit dem Anheben der Schultern verbindet. Seufzen oder tiefes Stöhnen ist eine hörbare Ausatmung und bedeutend länger als die vorhergegangenen. Auf sie folgt eine schnelle, auch noch hörbare Einatmung. Seufzen ist eine plötzliche Unterbrechung einer Phase äußerst flacher Atmung. Im allgemeinen bringt man das mit einer Erholung von Schock und Kummer in Verbindung, Seufzen wird aber auch durch gewohnheitsmäßig flaches Atmen verursacht. Viele Menschen, allesamt schlechte Atmer, scheinen lediglich deshalb zu überleben, weil sie von Zeit zu Zeit seufzen und so ein Mindestmaß an Atem schöpfen, eine Gewohnheit, die ihre Umgebung verständlicherweise ziemlich irritiert. Wenn Sie während der Atemarbeit einen Impuls zum Seufzen verspüren, so freuen Sie sich über die Erleichterung, die es Ihnen bringt und akzeptieren Sie es als Hilfsmaßnahme. Versuchen Sie, nicht wieder in die ungenügende Art zu atmen zurückzufallen, die dem Seufzen voranging. Es sollte dies der entscheidende Atemzug sein, auf den hin Sie eine leichtere, vertiefte Art der Atmung beibehalten.

Sich Strecken

Sich-Strecken ist eine weitere hochwirksame Hilfsmaßnahme. Es ist die gleiche Art von Strecken, die Sie vom Aufwachen kennen. Der Impuls zur Streckung geht vom Rumpf bis in die zunächst oft abgewinkelten Arme hinein. Der gebeugte Ellenbogen führt sozusagen die Streckbewegung, die dann den Arm zu seiner vollen Länge dehnt und sich bis in die Faust oder die Fingerspitzen erstreckt. Der Impuls kann auch die Beine miteinbeziehen.

Nachdem Sie eine Weile an einem Atemexperiment gearbeitet haben, werden Sie einen Impuls, sich zu strecken, fühlen. Und wann immer Sie den Drang zum Strecken fühlen, unterbrechen Sie sofort Ihre Arbeit und tun Sie es. Strecken Sie sich nach Herzenslust: aufwärts, seitwärts, schräg oder abwärts. Kurz gesagt, strecken Sie sich von der Körpermitte aus in jede beliebige Richtung. Strecken Sie sich sanft und vorsichtig. Spüren Sie, wie weit – und manchmal geht es eben nur ganz wenig – Sie sich strecken können. Es sollte sich immer wohltuend anfühlen und eine Erleichterung sein, nie forciert werden. Wenn Sie anfangs zu sehr angespannt oder zu schlaff sind, werden Sie fühlen, wie Ihr Muskeltonus sich verändert, sobald sich Ihre Atmung erholt. Ihr Körper ist dann bereit, durch Strecken und Dehnen die vorher so eingeengte volle Länge und Breite wieder zu gewinnen. Ihre Lungen, die jetzt aktiver sind, brauchen auch mehr Raum. Und daher bricht der Drang, sich zu strecken, durch.

Strecken ist vielleicht die angenehmste aller Hilfsmaßnahmen. Lassen Sie es so ungehindert wie möglich geschehen. Ob Sie nun einen oder beide Arme strecken, ein Bein oder alle beide, ob Ihnen danach zumute ist, den Hals oder den Rücken hin- und herzubewegen, um an Länge zu gewinnen, geben Sie nach und strecken Sie sich. Nehmen Sie die Streckung sanft und gemächlich zurück. Spüren Sie, wieviel von der durch die Streckung erzielten Verlängerung Ihnen verbleibt. Sie sollten sich nachher nicht versteifen oder in den vorherigen Zustand zurückfallen lassen. Fühlen Sie, wieviel an grundlegender Veränderung Ihnen das Strecken eingebracht hat. Wenn Sie eine Überprüfung vornehmen (siehe 10. Kapitel), nachdem Sie sich erfolgreich gestreckt haben, werden Sie fühlen, daß Ihr Atem leichter, voller und befriedigender geht. Die Streckung wirkt dem Verklemmen und Verkürzen der Gelenke entgegen und erleichtert den Druck auf den Brustkorb. Ihr ganzer Körper ist jetzt bereit, aktiv zu werden, er ist gekräftigt und hat mehr Energie für die Atmung.

Aufblähen der Nasenflügel

Das Aufblähen der Nasenflügel ist die am wenigsten wirksame Hilfsmaßnahme. Es kann dies beim Einatmen geschehen, wenn ein tiefer Atemzug sich seinen Weg bahnen will. Aber dieses unwillkürliche Ausdehnen der Nasenflügel übt auf die Einatmung keine tatsächliche Wirkung aus. Ich glaube, daß dies ein Verhalten der Urmenschen war, das jetzt keine Bedeutung mehr hat.

8 Hindernisse

Bevor wir die Atemexperimente beginnen, möchte ich Sie auf bestimmte Phasen aufmerksam machen, die während der Arbeit auftreten und Sie verwirren könnten. Hyperventilation, Rückenschmerzen, Schleimabsonderungen aus Nase und Rachen, Aufstoßen und Hungergefühle sind die wichtigsten Hindernisse, denen Sie im Zuge Ihrer Atemarbeit begegnen werden. Es sind vorübergehende Ereignisse, denen leicht beizukommen ist. Obwohl sie Hindernisse zu sein scheinen, sind sie eigentlich Beweise Ihres

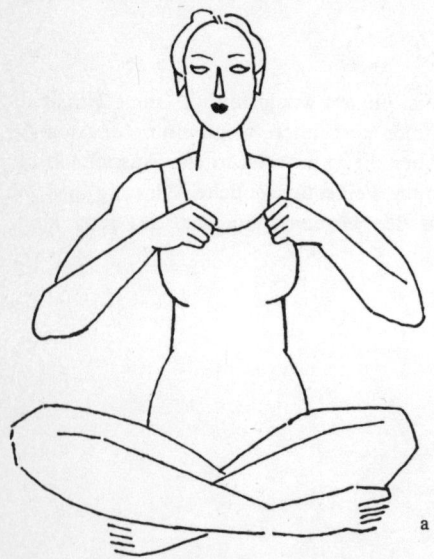

Abb. 2: Überwindung von Hyperventilation

Erfolges. Sie sollten fähig sein, sie zu erkennen und zu verstehen, und wissen, wie Sie sich selbst helfen können, so daß weder Beschwerden noch Mißverständnisse Sie davon abhalten, Ihre Atemexperimente fortzusetzen.

Hyperventilation

Früher oder später wird jeder, der auf ein Atemexperiment gut angesprochen hat und sich eine tiefere als die gewöhnliche Atmung erworben hat, zumindest gelegentlich eine Hyperventilationsphase durchmachen. Hyperventilation ist ein Zustand, der dadurch zustande kommt, daß Sie so tief geatmet haben, daß Sie zeitweilig mehr Sauerstoff im Blut haben, als Sie im Moment verbrauchen können. Mit der Zeit wird sich Ihre Sauerstofftoleranz

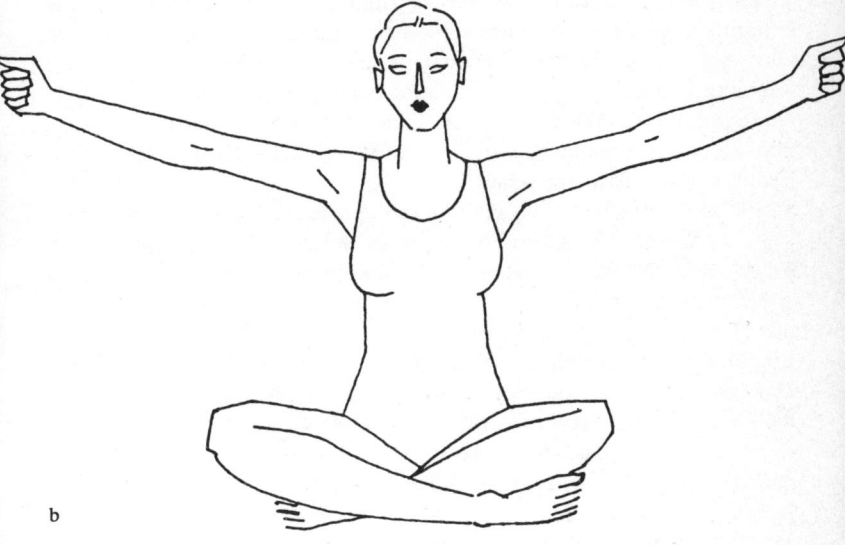

b

verbessern, so wie sich auch Ihre Vitalkapazität (das Maß der Atemfülle) durch die Atemarbeit vergrößern wird.

Die Hyperventilation läßt sich an einer leichten Benommenheit erkennen (Meine Schüler sagen: »Es fühlt sich im Kopf komisch an«). Hyperventilation kann sich langsam entwickeln oder Sie ganz plötzlich überkommen, manchmal zwischen zwei Atemzügen. Die Abhilfe ist sehr einfach: Verbrauchen Sie das noch nicht erträgliche Maß an Sauerstoff! Ein paar kräftige Bewegungen genügen. Springen Sie mit beiden Beinen einige Male auf und nieder, marschieren Sie in flottem Tempo, oder strecken Sie mit geschlossenen Fäusten Ihre Arme etliche Male energisch aus, wobei Sie die Arme in der Streckung einen Augenblick stillhalten (siehe Abb. 2). Tatsächlich hilft jede einigermaßen energische Bewegung.

Sobald Ihr Kopf wieder klar ist, fahren Sie mit Ihrem Experiment fort. Sollten Sie jedoch sofort wieder schwindlig werden, nachdem Sie das Experiment wieder aufnahmen, so hören Sie für diesmal auf. Es mag nötig sein, eine Stunde auszusetzen oder sogar einen ganzen Tag, bevor Sie weitermachen können. Hyperventilation belästigt besonders die Anfänger. Sie kann durch Krankheit hervorgerufen werden oder dadurch, daß Sie lange Zeit schlecht geatmet haben. In diesem Fall sollten Sie für Ihre Atemarbeit jeweils nur kurze Zeit vorsehen.

Sobald Ihr normaler Atem voller geworden ist, werden Sie kaum mehr hyperventilieren. Ihr Körper wird sich an tieferes Atmen gewöhnen und daher mehr Sauerstoff vertragen. Sie werden entdecken, daß Sie Ihre Atemarbeit länger und länger durchführen können, ohne daß Hyperventilation eintritt.

Ein anderes Zeichen für Hyperventilation ist eine überwältigende Müdigkeit; auch dies kann ganz plötzlich oder allmählich eintreten. Sobald Sie müde werden, unterbrechen Sie Ihre Arbeit und machen Sie ein paar energische Bewegungen, wie die oben angeführten, um das Überangebot an Sauerstoff zu verbrauchen. Fahren Sie erst wieder fort, wenn Sie sich wach fühlen.

Manchmal mag das Gefühl eines leichten Unbehagens das einzige sein, das eine Hyperventilation anzeigt. Sie fühlen sich einfach nicht wohl in Ihrer

Haut. Da Sie sich normalerweise besser fühlen, wenn sich Ihr Atem vertieft, verweist dieses Gefühl allgemeinen Unbehagens ganz sicher auf Hyperventilation. Wiederum, unterbrechen Sie sofort und bewegen Sie sich lebhaft, wie immer Sie wollen, um den überschüssigen Sauerstoff, den Sie noch nicht vertragen können, zu verbrauchen. Fahren Sie erst dann fort, wenn Sie sich wieder wohl fühlen.

Rückenschmerzen

Anfänger können während der Atemexperimente öfters von leichten Rückenschmerzen belästigt werden. Obwohl es wie ein Widerspruch klingen mag, ist dies doch ein Anzeichen für einen Fortschritt.

Erst dann, wenn Ihre Atmung beträchtlich lebhafter geworden ist, wird es nötig werden, daß sich Ihr Brustkorb stärker erweitert. Wenn Ihre Muskeln nicht elastisch genug sind, um der erforderlichen Weitung nachzugeben – und wahrscheinlich sind sie es nicht – so findet ein starker Zug an ihnen statt. Dieser Zug verursacht Ihnen Unbehagen. Sobald dieses Tauziehen zwischen Ihrem Atem, der den Brustkorb erweitern will, und der steifen Muskulatur, die Widerstand leistet, vorüber ist, werden Sie keine Rückenschmerzen mehr bekommen. Rückenschmerzen können zwar überall auftreten, die am meisten betroffenen Zonen sind jedoch das waagrechte Rechteck unter den Schulterblättern, die Zone zwischen den Schulterblättern und das Kreuz (siehe Abb. 3).

Wie Hyperventilation sind Rückenschmerzen besonders für Anfänger ein Problem, obwohl sie auch in jeder späteren Phase der Atemarbeit auftreten können. Von diesen Rückenschmerzen können Sie sich leicht befreien. Unterbrechen Sie Ihre Arbeit und beklopfen Sie energisch die Zonen, in denen Sie Beschwerden fühlen.* Klopfen Sie fest mit der Handfläche oder

---

* Diese Methode kräftigen Klopfens zur Erleichterung von Rückenschmerzen ist nicht identisch mit der Art des Klopfens, die angewendet wird, um den Atem anzuregen, wie es in Teil II im 12. Kapitel beschrieben wird.

mit der Handkante der Faust oder benutzen Sie einen japanischen Rückenklopfer.*

Ein paarmal Klopfen, ziemlich energisch, aber niemals grob, genügt gewöhnlich, um solch momentanes Unbehagen zu beseitigen. Durch die Erschütterung des Klopfens werden die Muskeln gelockert und können dann der erforderlichen Dehnung Ihres Brustkorbes nachgeben. Seien Sie nicht heroisch, indem Sie diese Beschwerden auszuhalten versuchen. Klopfen Sie, sobald Sie spüren, daß Schmerzen einsetzen. Um es nochmals zu betonen: es kann sein, daß Sie zu Beginn Ihrer Atemarbeit ziemlich oft unterbrechen und sich beklopfen müssen. Später werden Sie dies kaum noch tun müssen.

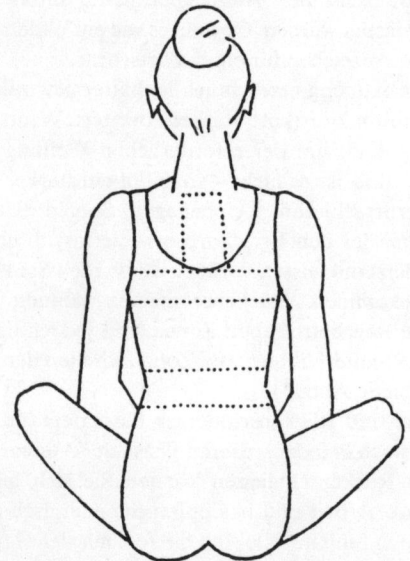

Abb. 3: Bereiche am Rücken, in denen zeitweise Beschwerden auftreten können

* Diese Rückenklopfer sind (möglicherweise – Anm. d. Ü.) in Geschäften erhältlich, die auf japanische Erzeugnisse spezialisiert sind.

Schleimabsonderungen aus Nase und Rachen

Wenn Ihre Nase, die Nebenhöhlen oder die Bronchien in keiner guten Verfassung sind, sondern durch Luftverschmutzung, Allergien oder Verkühlungen in Mitleidenschaft gezogen sind, dann werden Sie bemerken, daß Sie während der Atemarbeit manchmal beträchtliche Mengen an Schleim ausschneuzen und heraushusten werden. Halten Sie deshalb Papier- oder Stofftaschentücher bereit.

Die Anregung Ihrer Atmung veranlaßt die Schleimhäute der Nase, der Nebenhöhlen und der Bronchien, sich zusammenzuziehen. Dadurch ist Ihr Körper in der Lage, das auszuscheiden, was diese Gänge behinderte, und Ihr Atem wird viel leichter und voller werden. Gut funktionierende Atemwege sind für das Fließen der Luft beim Ein- und Ausatmen notwendig. Die Atemarbeit wird viel dazu beitragen, diese Durchgänge für einen besseren Atemfluß freizumachen.

Aufstoßen und Hungergefühle

Wenn Ihr Atem tiefer wird, nimmt die Abwärtsbewegung des Zwerchfells zu. Der Magen, der sich direkt unterhalb des Zwerchfells befindet, wird dann in einer für ihn ungewohnten Art kräftig zusammengedrückt. Er kann auf diesen Druck reagieren, indem er sich zusammenzieht und durch Aufstoßen Luft herausbefördert, er kann aber auch Hunger melden, selbst wenn Sie zu dieser Zeit gar nicht hungrig sein können. Die Perioden des Aufstoßens sowie der Hungergefühle sind jeweils nur von kurzer Dauer und sichere Anzeichen, daß Ihre Atmung sich bedeutend vertieft hat.

9 Technische Einzelheiten

Bevor ich mit den Experimenten im einzelnen beginne, möchte ich gerne einige technische Einzelheiten, die die Atemarbeit betreffen, besprechen und im voraus Fragen beantworten, die auftauchen können, wenn Sie mit der Arbeit beginnen wollen. Ich hoffe, daß dies die Unsicherheiten beseitigt, die Anfänger oft plagen, und Ihnen einen guten Start ermöglicht.

Die beste Tageszeit für die Arbeit
Es gibt keine bestimmte Tageszeit, die für jeden die beste wäre. Wählen Sie den Zeitraum, der am besten in Ihren Tagesablauf paßt, und vergewissern Sie sich, daß Sie die Zeit aussuchen, in der Sie voraussichtlich am wenigsten gestört werden. Die einzigen für die Atemarbeit ungeeigneten Zeiten sind die zwei Stunden nach einer Mahlzeit und die letzten Augenblicke vor dem Schlafengehen.

Der frühe Morgen, gerade nach dem Aufstehen, ist die Zeit, in der sich die meisten Menschen am dringendsten um ihre Atmung kümmern müßten. Wenn Sie die Atemexperimente durchführen, können Sie die morgendliche Trägheit überwinden. Falls Sie nicht gut oder nicht lang genug geschlafen haben, wird die Atemarbeit Ihre Müdigkeit vertreiben. Tatsächlich ist es der Mühe wert, früher aufzustehen, um Zeit für die Atemarbeit zu haben. Sie sind dann gerüstet, den Anforderungen des Tages zu begegnen.

Wählen Sie nicht die Zeit vor dem Schlafengehen für Ihre Atemarbeit, weil Sie dann müde sind und Mühe haben werden, sich darauf zu konzentrieren. Und selbst wenn Sie Erfolg haben – dann sind Sie hellwach. Benutzen Sie stattdessen diese Zeit, um alle Ihre Atemerfahrungen anzuwenden. Legen Sie sich in Ihrer Lieblingsschlafstellung hin, machen Sie ein Atemexperiment und lassen Sie Ihre Reaktionen durchkommen, ohne sie zu studieren; genießen Sie sie nur. Sie werden ruhig werden, Ihre Ängste werden abklingen, die Aufregungen und der Ärger des Tages werden verschwinden und Sie werden die nervöse Erschöpfung überwinden, die Sie davon abhält, in den Schlaf zu fallen. Ich nenne diese Augenblicke »Erntezeiten«, Augenblicke, in denen Sie nicht »studieren«, sondern die erworbenen Fähigkeiten anwenden, um sich auf einen guten, erholsamen Schlaf vorzubereiten.

Der Ort für die Atemarbeit
Sie können überall Atemexperimente machen. Für ausgedehntere Arbeits- sitzungen jedoch wählen Sie sich einen ruhigen Ort, wo Sie ungestört von Lärm und anderen Menschen sind. Bei schönem Wetter öffnen Sie das Fenster oder arbeiten Sie im Freien. Vermeiden Sie unter allen Umständen das Arbeiten dort, wo Sie einem Zug ausgesetzt sind.

Raumtemperatur
Das ist ebenso wie die von Ihnen zu wählende Tageszeit eine Sache, die Ihrer persönlichen Entscheidung überlassen ist. Manche Menschen arbeiten besser in wärmeren, andere in kühleren Räumen. Wählen Sie die Ihnen angenehmste Temperatur. Sie sollten dabei aber nicht auskühlen. Wenn Sie unangenehme Kälte spüren, dann werden Ihre Reaktionen verlangsamt und behindert und Sie werden auch schlechter auf die Atemexperimente reagieren.

Bekleidung
Es wird keine spezielle Bekleidung benötigt. Tragen Sie etwas Bequemes. Lockern Sie den Gürtel, den Büstenhalter oder den Kragen, der Sie am freien Atmen hindert. Wenn es warm genug ist, schlüpfen Sie in einen ärmellosen Badeanzug oder eine bequeme Badehose. Je weniger Sie anziehen, um so mehr ist Ihre Haut der Luft ausgesetzt und dieser Luftreiz ist ein hilfreicher Ansporn für Ihre Atmung. Andererseits sollten Sie sich warm genug halten, wenn nötig wickeln Sie sich in eine Decke.

Position

Die beste Haltung ist die, mit gekreuzten Beinen auf einer Matte, einem Teppich oder einer Decke zu sitzen – ohne Schuhe, denn Sie behindern den Kreislauf in den Beinen (siehe Abb. 4). Wenn Sie sich ohne Rückenstütze nicht wohl fühlen, dann lehnen Sie sich mit Becken und Rücken an eine Wand. Mit der Zeit wird der Atem Sie so gut stützen, daß Sie ohne Rückenstütze auch für längere Zeit werden frei sitzen können. Muskeln und Gelenke, die an diese Haltung nicht gewöhnt sind, werden sich mit der Zeit anpassen.

Eine andere gute Position, für manche leichter, ist, sich hinzuknien und dann auf die Fersen zu setzen (Abb. 5).

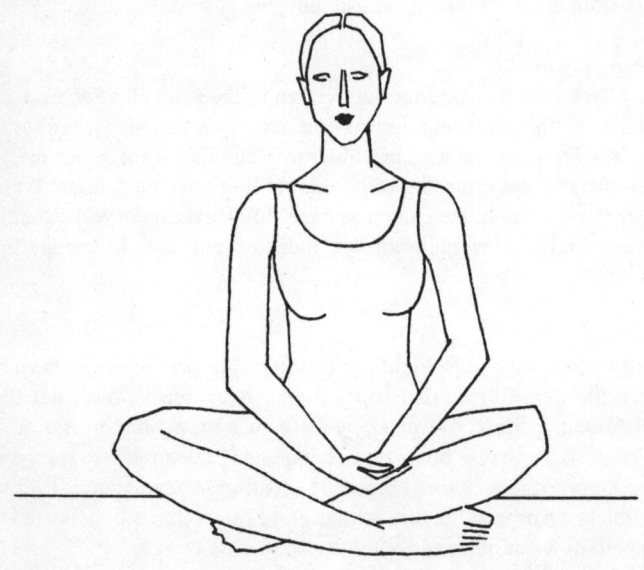

Abb. 4: Mit gekreuzten Beinen sitzen, wenn nötig im Rücken abgestützt

Jede Unbequemlichkeit beim Sitzen wird Sie bei der Arbeit behindern. Wenn Sie daher weder in der einen noch der andern oben angeführten Position für längere Zeit bequem sitzen können, dann setzen Sie sich auf einen Stuhl, am besten auf einen mit waagerechter Sitzfläche und gerader Rückenlehne. Setzen Sie sich, ohne den Rücken zu stützen wenn Sie das ohne Anstregnung vermögen, oder stützen Sie Becken und Rücken an der Lehne ab. Sollte der Sitz nicht eben sein, so gleichen Sie ihn mit einem Kissen aus oder setzen Sie sich auf die Stuhlkante. Hat der Sessel eine schiefe Lehne, so rücken Sie ihn seitwärts an eine Wand und benützen Sie die Wand als Rückenstütze. Der Sitz sollte niedrig genug sein, daß Ihre Oberschenkel waagerecht, das heißt parallel zum Fußboden sind. Falls nötig stellen Sie die

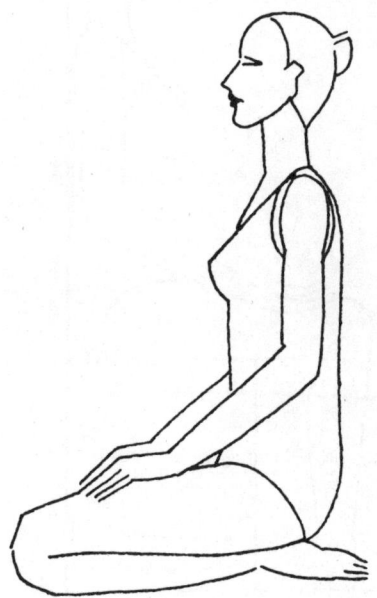

Abb. 5: Sich hinknien und auf den Füßen sitzen

Füße auf einen Schemel oder ein Buch. Ihre Knöchel sollten gerade unter den Knien sein und die Fußsohlen flach auf dem Boden liegen (Abb. 6). Sich hinzulegen wird nicht empfohlen, da Sie sich leicht zu sehr entspannen und dann einschlafen könnten. (Wenn Sie krank und im Bett sind, und Ihr Arzt keine Einwände gegen eine sanfte Atemarbeit hat, dann können Sie natürlich nicht anders, als Ihre Atemarbeit im Liegen zu tun. Aber achten Sie darauf, daß Sie wach bleiben.)

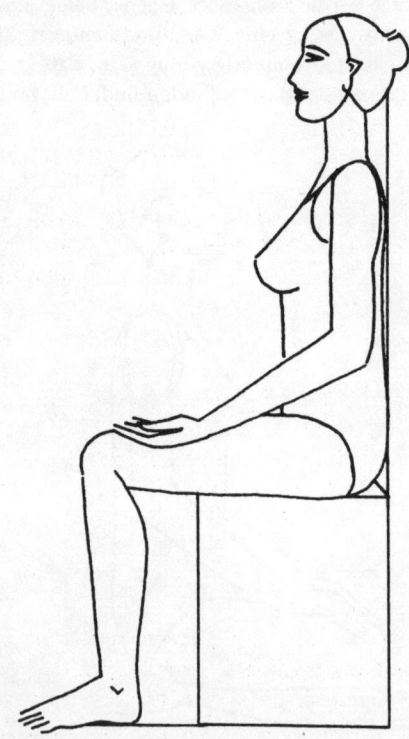

Abb. 6: Auf einem Stuhl sitzen, im Rücken abgestützt

Diese Positionen sind bei weitem nicht die einzigen für die Atemarbeit, aber sie sind die geeignetsten. Immerhin atmen wir in jeder Lage, die wir gerade einnehmen, und so kann dementsprechend für die Atemarbeit auch jede Lage eingenommen werden.

Dauer der Atemarbeit
Es ist nicht nötig, sich für die Dauer der Atemarbeit eine bestimmte Grenze zu setzen. Sie kann fünf Minuten betragen, zehn Minuten, eine halbe Stunde oder länger. Ein sicheres Zeichen fortzufahren ist das Gefühl des Wohlbehagens, das sich jedesmal bei der Atemarbeit einstellen sollte. Daher können Sie so kurz oder so lange üben wie Sie sich wohlfühlen. Hyperventilation oder Rückenschmerzen sind Gründe, die Sitzung zu unterbrechen, zu verkürzen oder zu beenden. (Machen Sie dann weiter wie ich es im 8. Kapitel erklärt habe.)
Ein anderer Grund für eine Unterbrechung ist das Gefühl, daß Sie eine Pause benötigen, nachdem Sie ein Experiment einige Zeit lang durchgeführt haben. Dann strecken Sie sich, legen Sie sich für eine Weile hin oder gehen ein wenig auf und ab. Nach solch einer Unterbrechung sollten Sie imstande sein weiterzumachen. Aber zwingen Sie sich niemals dazu, die Atemarbeit ist kein Härtetest.
Der Mangel an Konzentration ist für längere Arbeitsperioden wahrscheinlich ein größeres Hindernis als körperliche Schwierigkeiten. Sie werden jedoch herausfinden, daß Sie sich allmählich länger und länger auf Atemexperimente konzentrieren können. Die verbesserte Konzentrationsfähigkeit ist eine der besonders nützlichen Nebenerscheinungen der Atemarbeit.

Reihenfolge der Experimente
Die Reihenfolge, in der die Experimente in diesem Buch beschrieben werden, wurde sorgfältig bestimmt. Wenn Sie Ihre Atemarbeit beginnen, sollten Sie diese Reihenfolge genau einhalten. Die ersten drei Experimente sind jedoch austauschbar. Probieren Sie jedes ein paar Tage lang aus und dann wählen Sie dasjenige, auf das Sie besonders gut reagieren und beginnen

damit Ihre Atemarbeit. Bleiben Sie längere Zeit dabei, ehe Sie auf ein anderes Experiment übergehen. Sobald Sie genügend Erfahrung haben, können Sie jedes Experiment benutzen, nach dem es Sie verlangt, ohne Rücksicht auf die Reihenfolge im Buch. Wählen Sie dann ganz frei dasjenige, das Ihnen in Ihrer augenblicklichen Lage am hilfreichsten erscheint.

Versuchen Sie aber kein Experiment nur einmal zu machen, um dann zum nächsten überzugehen. Arbeiten Sie mit jedem, für eine lange Zeit. Sie können monatelang bei einem Experiment bleiben, wenn es Ihren Bedürfnissen entspricht. Natürlich werden nach einer gewissen Zeit Ihre Reaktionen auf einen bestimmten Reiz abgestumpft sein, das ist völlig normal. Zu diesem Zeitpunkt wird Ihre Konzentration mehr als sonst nachlassen. Die Resultate Ihrer Arbeit werden Sie nicht länger befriedigen oder Sie fühlen, daß das Atemproblem, weswegen Sie gerade dieses Experiment wählten, gelöst ist. Dann ist es an der Zeit, zu einem anderen Experiment überzugehen. Das bedeutet aber nicht, daß das erste Experiment nie wieder hilfreich sein wird. Wenn Sie es nach einiger Zeit wieder ausprobieren, werden Sie sehen, daß Sie gut darauf reagieren.

Um es zu wiederholen: Bleiben Sie bei einem Experiment, solange Sie dagegen nicht abgestumpft sind. Wechseln Sie zu einem anderen, wenn Sie spüren, daß Sie nicht mehr so gut reagieren, wie früher. Aber flattern Sie nicht wie ein Schmetterling von einem Experiment zu anderen. Das würde Sie nur der Möglichkeit berauben, eine lohnende Änderung in der Qualität Ihres Atems zu erzielen, und Sie würden verärgert und enttäuscht auf der Strecke bleiben.

Teil II: Die Experimente

10 Die Überprüfung

Die Überprüfung dient dem Zweck, sich des augenblicklichen Zustandes der Atmung bewußt zu werden. Sie werden dadurch imstande sein, die Unterschiede in Ihrer Atmung und die Veränderungen, die Sie durch ein Experiment erzielten, zu erkennen, mit dem Anfangszustand zu vergleichen und sie einzuschätzen. Diese Einschätzung ist für eine erfolgreiche Atemarbeit unerläßlich. Nicht bloß unbestimmte Eindrücke, sondern klar gefühlte Empfindungen sollten Ihre Richtlinien sein.

Besseres Atmen fühlt sich so richtig an, in vieler Hinsicht so völlig normal, daß Sie ohne Vergleich oft die entscheidende Differenz in der von Ihnen erzielten Qualität der Atmung übersehen könnten. Die Überprüfung ist der einzige Weg, die verschiedenen Arten Ihrer Atmung und den Fortschritt oder Mißerfolg in Ihrer Arbeit objektiv einzuschätzen. *Deshalb sollte sie vor und nach jeder Arbeitsperiode vorgenommen werden.*

Eine Überprüfung kann rasch vor sich gehen, da es sich nur um einen allgemeinen Eindruck des Atemzustandes handelt. Es ist nicht notwendig, daß Sie sich aller Einzelheiten bewußt werden. Die Überprüfung sollte lediglich ein paar Augenblicke vor und nach der Atemarbeit in Anspruch nehmen. Ein weiterer Grund für eine rasche Durchführung, besonders für Anfänger, liegt in der Tatsache begründet, daß die Atmung sich sofort ändert, sobald man versucht, sich ihrer bewußt zu werden. Sie können sie fast unmittelbar stören oder sich zum Besseren ändern lassen.

Es gibt ein paar Fragen, die Ihnen die Überprüfung erleichtern:

Erste Frage:
»Spüre ich irgendetwas in Verbindung mit meinem Atem?«
Diese Frage wird bald lauten: »*Was* spüre ich in Verbindung mit meinem Atem?«, denn nach einigen Versuchen wird es für Sie keinen Zweifel mehr geben, daß Sie etwas im Zusammenhang mit Ihrer Atmung wahrnehmen.

Die ersten Male mag es eine unbequeme Frage sein, auf die Sie keine Antwort finden. Es kann sein, daß Sie gar nichts spüren und Ihnen nichts im Zusammenhang mit Ihrem Atem bewußt wird. Aber dem ist nicht so. Neue Schüler sagen dies zu Beginn einer Sitzung oft. Am Ende der Arbeit jedoch, wenn sie eine neue Überprüfung vornehmen, berichten sie alle möglichen Veränderungen in ihrer Atmung. Sie empfinden ihren Atem als »tiefer« oder »mehr im Bauch« oder »viel stärker« oder sie geben an: »Ich muß mich nicht mehr so anstrengen, Luft zu holen.« Diese Aussagen beweisen ganz klar, daß sie Eindrücke von ihrer Atmung gehabt haben müssen, ohne sich dessen bewußt gewesen zu sein, als sie die Überprüfung zu Beginn machten. Wie sonst könnten sie zu Ende der Arbeitszeit so genaue Vergleiche ziehen? Sie wurden fähig, Empfindungen ihres Atems bewußt zu spüren, und konnten daher die Unterschiede erkennen und in Worten ausdrücken.

Für die meisten von uns ist die Fähigkeit, den Atem zu spüren, eine extrem unterentwickelte Eigenschaft; aber sie wird sich entwickeln, wenn Sie die Experimente in diesem Buch durchführen. Geduld ist jedoch vonnöten. Ich betone die Tatsache der Ungreifbarkeit der ersten Eindrücke, damit Sie Enttäuschungen während der anfänglichen Arbeit vermeiden können. Fahren Sie mit Ihren Überprüfungen fort, selbst wenn Sie zunächst enttäuscht sind und durch das Fehlen deutlicher Empfindungen irritiert werden.

Zweite Frage:

»Wo im Besonderen spüre ich etwas, das mit meinem Atem etwas zu tun hat?«

Welche Bereiche Ihres Körpers spüren Sie, die mit Ihrem Atem in Beziehung stehen? In welche Bereiche hinein dehnt sich Ihr Atem aus? Fühlen Sie ihn lediglich in Ihrer Nase oder im Hals, oder im oberen Brustkorb und sonst nirgendwo? Bei Ihrer zweiten Überprüfung am Ende Ihrer Arbeitszeit spüren Sie vielleicht viele andere Bereiche im Zusammenhang mit der Atmung, so zum Beispiel die Flanken, den Bauch oder den Rücken.

Dritte Frage:
»Wie fühlt sich meine Atmung an?«
Wie ist ihre Charakteristik, ihre Qualität? Ist sie angestrengt, leicht, eingeschränkt, voll, flach, rhythmisch, schwach, ruckartig? Dies sind einige typische Eigenschaften der Atmung, Beispiele dafür, was Sie bei einer Überprüfung entdecken können, aber nicht etwa Empfindungen, die zu finden Sie sich vornehmen, von denen Sie meinen, Sie müßten sie haben.

Lassen Sie mich nochmals aufzeigen, warum die Überprüfungen so wichtig sind. Zunächst würden Sie ohne den Vergleich die Änderung in der Qualität der Atmung als Resultat eines Experimentes gar nicht wahrnehmen. Der Fortschritt wird jedoch offenkundig, wenn Sie die Qualität des Atems zu Beginn und am Ende einer Arbeitsperiode gegenüberstellen. Diese Veränderungen werden überaus befriedigend sein. Da Sie alleine arbeiten, nur mit dem Buch als Leitfaden, werden Sie jede Ermunterung brauchen und alle sicheren Zeichen des Fortschritts, die Ihnen die Überprüfung liefern wird. Und vergessen Sie nicht, daß die Überprüfungen rasch gemacht werden sollen. Erfassen Sie einfach ein paar Eindrücke und lassen Sie es dabei bewenden. Natürlich könnten Sie wesentlich mehr Einzelheiten über Ihren Atem feststellen, wenn Sie sich mehr Zeit nehmen würden. Aber Sie benötigen nur einen allgemeinen Eindruck von Ihrem Atem, um Vergleiche zu ziehen.

Später, wenn Sie in der Atemarbeit schon erfahrener geworden sind, wird die Überprüfung eine zusätzliche Dimension gewinnen. Sie wird Ihnen nicht nur den Zustand Ihrer Atmung anzeigen, sondern sie wird Ihnen zusätzlich den Schlüssel dazu liefern, wie Sie fortfahren sollen, das heißt, welches Experiment am besten zur Verbesserung Ihres derzeitigen Zustandes geeignet ist.

Nun, da Warnungen und Erklärungen gegeben wurden, sind Sie bereit anzufangen.

11 Das Strohhalm-Experiment

Für dieses Experiment brauchen Sie einen gewöhnlichen Trinkhalm. Nehmen Sie zunächst eine Überprüfung Ihrer Atmung vor. Machen Sie sich klar, daß die Überprüfung Ihre gewöhnliche Atmung durcheinander bringen wird, da Sie Anfänger sind. Daher trachten Sie danach, so rasch als möglich einen Eindruck vom Zustand Ihrer Atmung zu gewinnen. Selbst allgemeine, tastende Eindrücke über das Wo und Wie Ihrer Atmung werden Ihnen zum Schluß Ihrer Sitzung einen Vergleich ermöglichen. Warten Sie geduldig und aufmerksam, bis sich Ihr Atem beruhigt und zu seiner Normallage zurückgefunden hat. Erst dann sind Sie bereit, mit Ihrem Experiment zu beginnen.

Für Anfänger hat dieses Experiment einen doppelten Zweck. Zunächst gibt es Ihnen Gelegenheit, bewußten Kontakt zu Ihrer Atmung aufzunehmen. Zweitens wird Ihnen das Experiment helfen, Ihre Ausatmungen mehr von selber herausfließen zu lassen. Das mag simpel klingen, ist es aber nicht.

Beginnen Sie das Experiment damit, daß Sie darauf achten, wann Ihre Aus- und Einatmungen einsetzen. Wenn Sie dies spüren, nehmen Sie kurz nachdem eine gewöhnliche Ausatmung begonnen hat einen Strohhalm in den Mund und lassen Sie Luft anstatt durch die Nase durch das Röhrchen strömen (Abb. 7).

Erkennen Sie, ob die Luft von selber durchfließt oder ob Sie nachhelfen. Versuchen Sie, überhaupt nichts zu tun, weder zu blasen, zu drücken oder zu forcieren. Sie werden sich Ihrer Einmischung nur allmählich bewußt werden. Nehmen Sie den Halm knapp vor dem Ende der Ausatmung aus dem Mund und lassen Sie die restliche Luft durch die Nase strömen.

Wenn Sie sich nicht sicher sind, ob die ganze Luft durch den Strohhalm fließt, halten Sie sich die ersten Male die Nase beim Ausatmen einfach zu.

Heben Sie den Halm zu Ihrem Mund, anstatt daß Sie sich zu ihm hinunterbeugen. Sie vermeiden so Druck und Belastung auf Hals und Brust und damit ein Zusammensacken des Oberkörpers.

Alle Bewegungen, die Sie während dieses Strohhalm-Experiments machen, sollten sanft und leicht sein, um jede Störung Ihres Atems zu vermeiden.

Wenn man auszuatmen beginnt, bevor man den Strohhalm ansetzt, verhindert man die bei Anfängern übliche Neigung, sich auf das Experiment

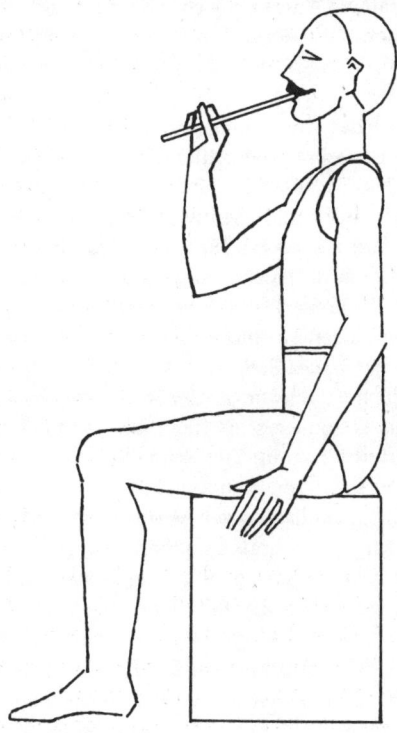

Abb. 7: Das Strohhalm-Experiment

vorzubereiten, indem man einen extra tiefen Atem schöpft und dann die Luft für die Ausatmung durch das Röhrchen hortet. Diese Luftmenge kann sich nur explosiv entladen, also gerade das Gegenteil dessen, was Sie anstreben, nämlich ein sanftes und gleichmäßiges Fließen der Luft.

Den Strohhalm kurz vor dem Ende der Ausatmung aus dem Mund zu nehmen und die restliche Luft durch die Nase strömen zu lassen, hilft erfolgreich der Versuchung vorzubeugen, die letzte Menge an Ausatemluft herauszupressen, anstatt die Ausatmung von selber zu Ende gehen zu lassen.

Kurz gesagt, vermeiden Sie gewaltsames Luftholen und Luftanhalten vor dem Beginn, und vermeiden Sie auch, die Luft gegen Ende der Ausatmung herauszupressen.

Gönnen Sie sich nach jeder Ausatmung durch den Strohhalm Zeit, um alle Reaktionen auf das Experiment durchkommen zu lassen. Erlauben Sie Ihrem Atem, in welcher Weise auch immer zu reagieren. Geben Sie Ihren Impulsen zu gähnen, zu stöhnen, zu seufzen, sich zu strecken oder extra tief zu atmen nach. Ihr ganzer Körper wird reagieren. Es kann sein, daß sich Ihre Schultern senken, daß sich Ihr Rücken aufrichtet und Sie erleben vielleicht viele andere Reaktionen. Lassen Sie alle Veränderungen so gut wie möglich zu. Die Ausatmung durch den Strohhalm ist nur der Reiz, *die Reaktionen auf diesen Reiz sind Ihr eigentliches Ziel.*

Anfängern fällt es manchmal schwer, bei der Durchführung des Halm-Experimentes irgend etwas Besonderes als Reaktion zu fühlen. Das ist jedoch keine Ursache, entmutigt zu sein. Die Schnelligkeit, mit der Sie auf das Strohhalm-Experiment reagieren, hängt nicht nur von Ihrem guten Willen ab, sondern auch von Ihrer allgemeinen Verfassung. Wenn Sie übermäßig angespannt (körperlich verkrampft oder gefühlsmäßig übererregt) oder schlaff sind (körperlich übermüdet oder geistig und emotionell erschöpft), wird das Ihre Reaktionen verlangsamen. Und was am wichtigsten ist, Sie brauchen Übung, um der vielen Möglichkeiten gewahr zu werden, in denen sich die Reaktionen des Organismus auf ein Experiment zeigen. Je mehr Erfahrungen Sie sammeln, um so schneller und weitreichender werden Ihre Reaktionen sein und um so leichter wird es Ihnen fallen, Veränderungen in Ihrer Atmung zu fühlen.

Die Reaktionen auf das Strohhalm-Experiment sind vielfältig. Manche haben Glück und werden sogleich mit befriedigenden, tiefen Atemzügen belohnt. Andere müssen die oben erwähnte Kette von Reaktionen durchlaufen, nämlich Gähnen, Japsen, Sich-Dehnen, bevor tiefere Atemzüge durchkommen. Wann immer sie kommen, genießen Sie sie! Schließlich haben Sie sich dafür angestrengt!

Nach einiger Zeit werden Sie bemerken, daß die Phase starker Reaktionen vorbei ist, daß sich eine normale Art des Atems eingespielt hat, und daß jeder Atemzug mehr oder weniger dem vorangegangenen gleicht. Jetzt erst sind Sie bereit, das Experiment zu wiederholen. Zu Beginn können Sie dieses Experiment fünf Minuten lang durchführen, es sei denn daß Hyperventilation Sie noch früher zum Abbruch zwingt. Dehnen Sie Ihre Arbeitsperiode allmählich aus, bis zu einer halben Stunde oder länger.

Was Sie dazu bringen wird, länger zu arbeiten, ist die auffallende Veränderung in Ihrer Atmungsweise. Selbst zu Beginn werden Sie Verbesserungen spüren. Einer meiner Schüler beschrieb diesen Fortschritt so: »Zuerst fühlte es sich so an, als müßte ich durch drei Decken hindurch atmen, und jetzt, nach nur zehn Minuten Arbeit, ist es nur mehr eine Decke«.

Durch den Halm zu atmen, ist in mehrfacher Hinsicht nützlich. Dadurch, daß Sie die Luft so frei als möglich durch den Strohhalm strömen lassen, atmen Sie mehr Luft aus, als Sie es normalerweise tun würden. Und dies ist der Schlüssel zu gesteigerter Einatmung. Je mehr Luft hinausgeht, desto mehr muß hereinkommen. Der Druck der Sie umgebenden Lufthülle und der Druck der Luft in der Lunge müssen sich ausgleichen.

Da die Luft durch das enge Röhrchen nur langsam entweichen kann, ist ferner Ihr Zwerchfell, der hauptsächliche Atemmuskel, gezwungen, sich langsam anstatt plötzlich zu entspannen. Das verhindert, daß er schlaff wird, ein Zustand, der das Gegenteil des von Ihnen Angestrebten ist. Das langsame Entspannen des Zwerchfells verbessert nicht nur den Muskeltonus des Zwerchfells, sondern auch den der Atemhilfsmuskeln, zum Beispiel der Bauch- und Rumpfmuskulatur, sowie den Muskeltonus des ganzen Körpers. Sobald der Atemapparat die richtige Spannung hat, ergibt sich eine bessere Atmung.

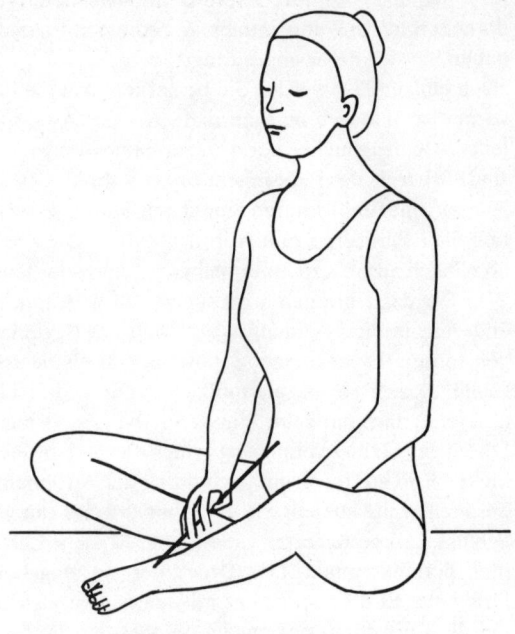

Abb. 8: Das Strohhalm-Experiment:
sich Zeit nehmen und alle Reaktionen durchkommen lassen

Je besser es Ihnen schließlich gelingt, Ihre Einmischung in die Ausatmung auszuschalten, um so weniger wird Ihre Atmung gestört sein und um so müheloser und befriedigender wird Ihr Atem fließen.

Das Experiment mit dem Strohhalm gibt Ihnen auch einen einfachen und objektiven Test an die Hand, um die Qualität Ihrer Atmung zu überprüfen.

Fühlen Sie mit der Handfläche die Temperatur Ihres ersten und letzten Ausatmens, das Sie durch den Strohhalm tun. Sie werden feststellen, daß die Luft am Schluß der Arbeitszeit wesentlich wärmer ist als sie zu Beginn war. Da Luft, die aus tieferen Bereichen Ihres Körpers stammt, wärmer ist, zeigt dies an, daß Ihre Atmung jetzt tiefer und weniger oberflächlich ist als zu Beginn.

12 Die Klopf-Experimente

Klopfen ist eine der Möglichkeiten, mit denen Sie den Zustand des Körpers beeinflussen können. Es wird bei Massagen benützt, man klopft einem Baby auf den Rücken, um es zu beruhigen, und auch Sie selber klopfen vielleicht jemandem auf den Rücken, um ihn zu ermutigen oder Ihres guten Willens zu versichern. Aus reiner Lebenslust klopfen Sie jemand vielleicht sogar aufs Gesäß. Auf ein hartes Klopfen hin versteifen sich die Muskeln, während ein sanftes Klopfen sie auflockert. Jedes Klopfen erzeugt eine Vibration. Wenn Sie auf Ihren Brustkorb klopfen, so erzeugen Sie in der Muskulatur des Brustkorbes Schwingungen, die sich auf die Lungen übertragen, die ihrerseits auf den Reiz mit tieferem Atmen antworten.

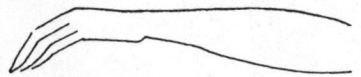

Abb. 9: Handstellung zum Beklopfen des Brustkorbs

Um den Brustkorb zu beklopfen, wölben Sie Ihre Hand etwas, als ob Sie mit Luft in Ihrer Hand klopfen wollten (Abb. 9). Klopfen Sie ganz sanft mit der gewölbten Hand drei- oder viermal hintereinander. Üben Sie das leichte Klopfen ein paarmal an Ihrem Bein oder am Arm, um das Gefühl für die Bewegung zu bekommen, bis Sie eine leichte, angenehme Berührung erzielen. Später, wenn Sie dann auf Ihren Brustkasten klopfen, versuchen Sie darauf zu achten, wie leicht das Klopfen sein kann, um eine Reaktion der Lungen hervorzurufen. Mehr Kraft einzusetzen ist überflüssig und würde in der Tat den Atem nur stören.

Beklopfen Sie nicht nur einen Punkt, sondern eine ganze Fläche. Am einfachsten ist es, die linke Seite des Brustkorbs mit der rechten Hand zu beklopfen und umgekehrt.

Achten Sie darauf, daß Sie während des Klopfens den Atem nicht anhalten – Anfänger neigen dazu. Den Atem anzuhalten ist eine Atemstörung und würde den Zweck des Experimentes zunichte machen.

Wenn Sie sich ein paarmal leicht beklopft haben machen Sie eine Pause und lassen Sie alle Reaktionen zu, die in Ihrem Atem und in Ihrem ganzen Körper vielleicht auftauchen.

Schauen Sie sich die Abbildungen an und beklopfen Sie ihren Brustkorb, einen Bereich nach dem anderen. Gehen Sie dabei nach der Reihenfolge vor, in der die Bereiche beschriftet sind.

Beklopfen des oberen Brustkorbs

Fangen Sie damit an, daß Sie auf den oberen Teil Ihres Brustkorbs klopfen (Bereich 1 in Abb. 10). Dieser Bereich wird umgrenzt durch das Schlüsselbein (clavicula), Schultergelenk, Brustbein (sternum) und Brust. Klopfen Sie niemals auf die Brustdrüse.

Hören Sie nach ein paarmal Klopfen auf und versuchen Sie, alle Reaktionen zuzulassen, die durchkommen wollen. Wenn Sie keine Reaktionen fühlen, dann haben Sie vielleicht zu leicht geklopft. Dann beklopfen Sie den gleichen Bereich nochmals etwas stärker, aber niemals grob.

Die ersten Reaktionen auf dieses Experiment sind vielleicht keine Atemreaktionen, sondern zeigen sich im Kreislauf. Sie spüren möglicherweise ein Prickeln oder Wärme in dem Bereich, den Sie beklopften. Beide Reaktionen zeigen, daß die Blutgefäße auf das Beklopfen reagieren. Das Prickeln tritt ein, wenn sich einige, aber nicht alle, Blutgefäße erweitert haben, ein Gefühl der Wärme beweist, daß alle Blutgefäße offen sind und das Gebiet jetzt bedeutend besser durchblutet ist. Diese Reaktionen sind nur die Vorläufer für eine wirkliche Atemreaktion. Diese wird später durchkommen, wenn Sie fortfahren und das Klopfen wiederholen. Sobald Sie Atemveränderungen wahrnehmen, lassen Sie sie so frei wie nur möglich durchkommen.

Am Anfang mag es eine Weile dauern, bis Sie Atemreaktionen erzielen. Sie müssen einen Bereich vielleicht öfters beklopfen, um eine befriedigende

Veränderung in der Qualität Ihrer Atmung zu erzielen. Aber wenn Sie dieses Experiment öfters wiederholen, werden Sie viel schneller und schließlich auf ein einziges leichtes Klopfen reagieren.

Wenn die Reaktionen in einem bestimmten Bereich, den Sie beklopfen, nach etlichen Wiederholungen nachlassen und Sie mit den Änderungen in Ihrem Atem einigermaßen zufrieden sind, dann können Sie zum nächsten Bereich übergehen.

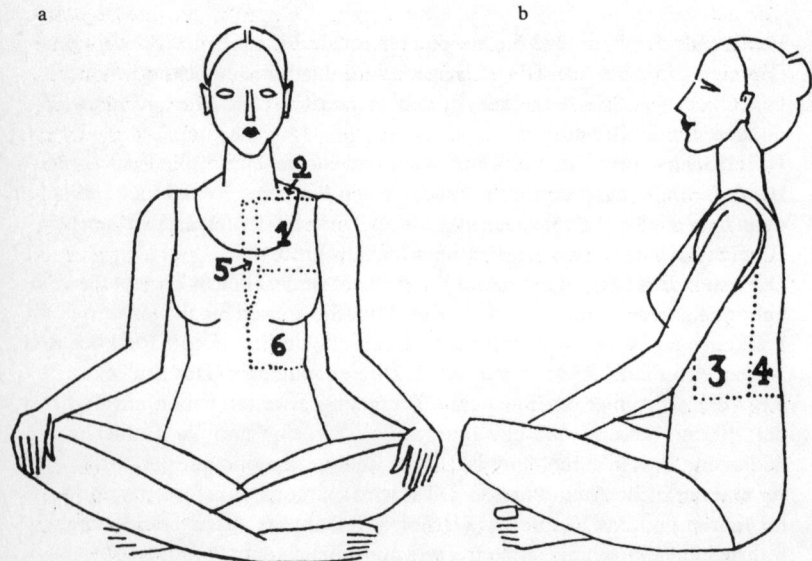

Abb. 10: Die Bereiche, in denen Sie die Klopf-Experimente, das Experiment »Hautfalten« und die Druckexperimente durchführen

Klopfen über dem Schlüsselbein

Jetzt beklopfen Sie das Dreieck über dem Schlüsselbein, das ist der Bereich zwischen Schlüsselbein, Schultergelenk, Schultermuskel (trapezius) und Hals (Bereich 2 in Abb. 10). Beklopfen Sie niemals den Hals (dort befinden sich empfindliche Drüsen, die durch das Klopfen irritiert werden könnten). Wenn Sie über dem Schlüsselbein tiefe Einbuchtungen haben (die sogenannten Salznäpfchen, Anm. d. Ü.), dort, wo die Lungenspitzen sind, dann machen Sie von diesen Teilen Ihrer Lunge wenig Gebrauch. Wenn Sie die Atemexperimente eine Zeitlang durchgeführt haben, werden sich diese Höhlungen ausfüllen und somit zeigen, daß Ihre oberen Lungenpartien jetzt kräftiger benützt werden.

Versuchen Sie, nachdem Sie sich ein paarmal beklopft haben, alle Reaktionen zuzulassen. Nun sind sie vielleicht schon soweit, daß Sie wirkliche Atemreaktionen wahrnehmen können. Sie fühlen vielleicht den starken Drang zu gähnen, sich zu dehnen und zu strecken. Sie schöpfen vielleicht auch ein oder mehrere Male mit Genuß ganz tief Luft. Geben Sie allen Reaktionen nach, was immer sie auch sein mögen. Lassen Sie alle Veränderungen in Ihrem Atem ganz durchkommen.

Wenn Sie auch diesen Bereich eine Zeit lang beklopft haben, die Phase der starken Reaktionen vorüber ist und der Atem wieder einigermaßen ruhig geht, so sind Sie wiederum bereit, den nächsten Bereich des Brustkorbs zu beklopfen.

Die Seite des Brustkorbs beklopfen

Dieser Bereich umfaßt die Flanke von der Achselhöhle bis zum unteren Rand des Brustkorbes (Bereich 3 in Abb. 10). Wenn Sie sich nicht darüber im klaren sind, wo sich Ihre letzte Rippe befindet, so spüren Sie sie mit Ihren Fingern auf und folgen Sie ihrem Verlauf, bevor sie klopfen. Beklopfen Sie mit der gewölbten Hand ganz sanft Ihre gesamte Flanke. Sie können aufwärts, abwärts, von hinten nach vorne klopfen, ganz wie es Ihnen beliebt.

Pausieren Sie, wie vorhin, und lassen Sie alle Reaktionen durchkommen. Gestatten Sie Ihrem Atem jedesmal, sich auszugleichen, bevor Sie wieder klopfen.

Den Rücken beklopfen

Zum Schluß beklopfen Sie eine Rückenhälfte so weit wie Sie es ohne sich zu überanstrengen vermögen (Bereich 4 in Abb. 10). Sie sind vielleicht erstaunt, daß Sie Ihren ganzen Rücken ohne Schwierigkeiten erreichen können. Sie können eine oder alle beide Hände benützen, gleichzeitig mit beiden oder nur mit einer arbeiten. Beklopfen Sie sich sowohl über die Schulter hinweg als auch von unterhalb der Schulter aus, wie es Ihnen am leichtesten fällt. Wenn Sie sich ein bißchen steif fühlen, oder doch nicht ganz überallhin reichen, dann können Sie auch eine langstielige Badebürste oder eine Haarbürste verwenden. Vielleicht ziehen Sie den Rücken der Bürste für ein etwas stärkeres Klopfen vor, oder Sie wollen lieber die Borstenseite verwenden und gleichzeitig einen Hautreiz setzen. Achten Sie darauf, sanft zu klopfen, da die Bürste eine stärkere Wirkung als Ihre Hand hat. Ein japanischer Rückenklopfer ist dafür am angenehmsten (siehe auch die Anmerkung auf Seite 48).

Mit der Hilfe eines Partners ist das Rückenklopfen am einfachsten. Wenn ein anderer Sie beklopft, ist das Problem, wie Sie Ihren ganzen Rücken erreichen können, gelöst. Zeigen Sie Ihrem Partner wie er klopfen soll, so daß er versteht, wie leicht es durchgeführt werden sollte. Ganz gewiß kein Schlagen, nur Klopfen!

Nachdem Sie die eine Seite des Brustkorbs ausgiebig beklopft haben, halten Sie für einen Moment inne und vergleichen Sie die beiden Rumpfhälften. Wie fühlt sich die beklopfte Seite an? Wie ist sie im Vergleich zur anderen Seite? Wie ist jetzt Ihre Atmung? Sie werden erstaunt sein, die außerordentlichen Unterschiede wahrzunehmen, die Sie zwischen der beklopften und der nicht beklopften Hälfte Ihres Brustkorbs spüren. Meine Schüler beschreiben die beklopften Bereiche als »mehr da«, »lebendiger«, »größer«, oder sie sagen: »Es fühlt sich an, als ob nur die beklopfte Seite atmen würde«.

Zu diesem Zeitpunkt kann eine Schwierigkeit auftauchen. Wenn Sie die eine Seite Ihres Brustkorbs längere Zeit beklopft haben und sich ihr Zustand erheblich verändert hat, könnte das in der anderen Seite Schmerzen verursachen. Das ist nichts Ernstes und kommt kaum je vor. Aber wenn es eintritt, halten Sie inne und beklopfen sofort die schmerzende Seite. Wenn Sie den Zustand der beiden Brustkorbhälften ausgleichen, dann werden auch die Beschwerden vergehen.

Klopfen regt nicht nur die Atmung an, sondern auch den Kreislauf und den Muskeltonus. Es ist daher eine große Hilfe, den Tag so zu beginnen, wenn man am Morgen schwer aufsteht. Wenn Sie aufstehen, beklopfen Sie einen Bereich nach dem anderen entweder im Sitzen oder im Stehen. Zunächst mag es eine ganze Weile dauern – vielleicht sogar fünfzehn Minuten - bis Sie sich wach und bereit fühlen, Ihre Tagesaufgaben anzugehen. Mit zunehmender Erfahrung werden Sie viel schneller reagieren, innerhalb von fünf Minuten oder weniger. Aber beklopfen Sie Ihren Brustkorb niemals vor dem Schlafengehen, sonst werden Sie nämlich hellwach und können nicht einschlafen.

Wenn Sie mit diesen Experimenten beginnen, werden Sie sich vielleicht nicht sofort Ihrer Erfolge bewußt. Eine Schülerin berichtete einmal, daß sie keinerlei Erfolge mit dem frühmorgendlichen Klopfen habe. Sie war die Ausnahme, alle anderen berichteten, daß sie hellwach wurden, selbst wenn sie zu wenig geschlafen hatten. Ich drängte die nicht reagierende Schülerin, es noch eine Woche zu versuchen. Sie kam wieder und erzählte der Gruppe, daß sie noch immer keine Reaktion verspürt hätte, daß aber etwas Merkwürdiges passiert sei. Eines Morgens hatte sie vergessen, sich zu beklopfen, und zu Ihrem Erstaunen fühlte sie sich den ganzen Vormittag sehr unwohl in ihrer Haut, so als hätte sie vergessen, ihre Zähne zu putzen. Sie konnte kaum die Mittagspause erwarten, um sich zu beklopfen.

Ich erwähne diese Episode, da Sie zunächst vielleicht ein ähnliches Problem haben, Veränderungen im Atem zu fühlen. In diesem Fall können Sie Ihre Atemarbeit für ein oder zwei Tage unterbrechen und darauf achten, ob Sie einen Unterschied bemerken. Dies ist eine brauchbare Art und Weise, Ihre Atemarbeit zu überprüfen, solange Ihr Körperbewußtsein noch nicht gut entwickelt ist.

Klopfen Sie überall dort nicht, wo sich das Klopfen schmerzhaft anfühlt, ob es nun ein kleiner Fleck oder ein größerer Bereich ist. Versuchen Sie diesen Bereich später während der gleichen oder in einer späteren Arbeitsperiode zu beklopfen.

Das Beklopfen des Brustkorbs ist auch während des Tages sehr nützlich, wann immer Sie ein Absinken Ihrer Energie verspüren. Es ist eine kräftige Ermunterung. Selbst wenn Sie sich nur ein paarmal beklopfen wird das Ihren Atem unmittelbar beleben und Ihre Energiereserven beträchtlich auffüllen. Sollte das Klopfen bei Ihnen Husten hervorrufen, dann verschieben Sie das Experiment und suchen Sie ein anderes aus. Der Husten kann der letzte Rest einer Verkühlung sein. Aber wenn der Husten anhält, wann immer Sie klopfen, dann sollten Sie Ihren Arzt aufsuchen.

Das Brustbein energisch beklopfen

Dieses Klopf-Experiment sollte viel später als die anderen dieser Reihe vorgenommen werden, wenn Sie erst einmal genügend Erfahrung mit dem Atem gesammelt haben. Ich führe es hier lediglich deshalb an, weil es ebenfalls ein Klopf-Experiment ist.

Wenn der obere Brustkorb eingesunken und Ihr Atem schwach ist, dann wird Ihnen das energische Beklopfen (Bereich 5 in Abb. 10) große Erleichterung verschaffen und das volle Atemvermögen wieder herstellen. Aber die Art des Klopfens unterscheidet sich von der in den vorhergehenden Experimenten am Brustkorb angewendeten. Wenn Sie Ihr Brustbein beklopfen, dann krümmen Sie Ihre Hand, so daß Sie eine Klaue bilden (Abb. 11). Benützen Sie alle Fingerspitzen – ausgenommen den Daumen – gleichzeitig, oder benützen Sie nur die Fingerspitzen von Zeige- und Mittelfinger beider Hände, indem Sie mit jedem Klopfer wechseln. Beklopfen Sie Ihr Brustbein auf- und abwärts. Klopfen Sie rasch, eine Hand sollte rasch der anderen folgen. Die Fingerspitzen sollten energisch wie kleine Hämmer das Brustein bearbeiten. Klopfen Sie nicht auf das letzte Ende des Brustbeins, um zu vermeiden, daß Sie den Magen berühren. Alle Klopfbewegungen sollten lebhaft und fest durchgeführt werden.

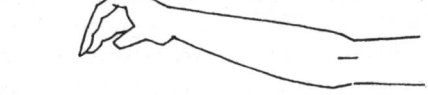

Abb. 11: Klauenstellung der Hand zum Beklopfen des Brustbeins

Wenn Sie dies einmal oder zweimal das Brustbein hinunter und herauf machen, genügt es. Pausieren Sie dann und lassen Sie sich Zeit, damit dieser starke Reiz sich auswirken kann. Wiederholen Sie das Experiment so oft als nötig, aber jedesmal erst nachdem alle Reaktionen auf jede Klopfserie durchgekommen sind und Ihr Atem wieder ausgeglichen ist.

Sie brauchen nicht sehr oft zu klopfen, um eine Veränderung der Atemqualität zu erreichen und sich eine rasche Erholung von Benommenheit zu verschaffen. Dieses für eine rasche Erholung so hilfreiche Experiment kann in der Freizeit probiert und auch während der Arbeit eingeschoben werden. Es wird Ihnen in den kurzen Zeiten zwischen Interviews und vor Ausschußsitzungen sehr zugute kommen, oder wann immer eine Notwendigkeit besteht, Ihren Atemzustand zu verbessern und Sie gerade ein paar Momente übrig haben, um sich zu erholen und neue Energie zu schöpfen.

13 Das Experiment mit dem offenen Mund

Im Gegensatz zum Strohhalm-Experiment, das nur eine enge Passage für die Luft bietet, macht dieses Experiment sich die größte Öffnung zunutze – Ihren weit geöffneten Mund.

Machen Sie erst eine Atemüberprüfung und achten Sie dann darauf, wann die Ein- und Ausatmung bei Ihnen einsetzt. Kurz nach Beginn einer normalen Ausatmung machen Sie Ihren Mund weit auf und lassen die Luft so frei wie möglich hinausströmen (Abb. 12). Die Luft sollte von selbst hinausströmen, ohne daß Sie auch nur im geringsten drücken oder forcieren.

Streben Sie ein leichtes und weites Öffnen des Mundes an, erzwingen Sie es nicht. Vielleicht bemerken Sie, daß Ihr Kiefergelenk, wie es oft vorkommt, ziemlich verkrampft ist und sich der Mund daher nicht so recht weit öffnen läßt. Das wird sich allmählich bessern, wenn Sie das Experiment wiederholen

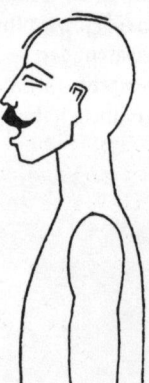

Abb. 12: Das Experiment mit dem offenen Mund

und versuchen, sich dabei zu lockern. Beachten Sie auch, daß Ihre Zunge am Zungengrund aufliegen sollte, und halten Sie Kehle und Hals angenehm offen. Das wird Ihnen ein leichtes und weites Öffnen des Mundes ermöglichen. Schließlich werden Sie mit diesem Experiment soweit kommen, daß Sie für die Ausatmung eine Öffnung schaffen, durch deren Weite Sie sich an ein Scheunentor erinnert fühlen.

Nach einer einzigen Ausatmung durch den Mund atmen Sie wieder durch die Nase. Lassen Sie sich Zeit, damit der Atem auf den Reiz des widerstandslos leichten Ausströmens der Luft reagieren kann. Erlauben Sie sich ganz ungeniert zu gähnen, zu seufzen oder tief Luft zu schöpfen – wozu immer es Sie drängt. Versuchen Sie zu fühlen, was geschieht, wenn Sie die Luft ausströmen lassen. Helfen Sie, trotz aller guten Vorsätze, dem Luftstrom doch ein wenig nach? Wie fühlt sich Ihr Atem an, wenn Sie schließlich doch imstande sind, ihn weniger zu forcieren? Was sind jetzt die hauptsächlichen Eigenschaften Ihres Atems?

Wenn sich Ihr Atem wieder ausgeglichen hat und Sie spüren, daß es keine starken Reaktionen mehr geben wird, dann sind Sie bereit, eine weitere Ausatmung durch den offenen Mund zu versuchen. Sie sollten bei allen Experimenten abwarten, bis sich der Atem wieder auf seine Normallage eingestellt hat. Dafür gibt es zwei Gründe. Seien Sie mit Ihren Bemühungen sparsam. Wozu mehr als nötig arbeiten? Wenn Sie Ihren Atem einem neuen Reiz aussetzen, während er noch auf den vorangegangenen reagiert, wird Ihr Atem unregelmäßig werden (»durcheinander kommen« wie meine Schüler sagen), und anstatt daß Sie sich wohler fühlen, werden Sie sich eine Weile sehr unbehaglich fühlen. Vermeiden Sie diesen Zustand und nehmen Sie sich soviel Zeit wie Sie brauchen – und das kann ziemlich lange dauern – bis sich Ihr Atem beruhigt und Sie das Experiment wiederholen.

Obwohl dies im Grund ein einfaches und leicht durchzuführendes Experiment ist, haben manche Menschen damit ihre liebe Not. Sie sind schüchtern und genieren sich, mit weit offenem Mund dumm auszusehen. Solange Sie beim Mundaufmachen nicht das Kinn vorstrecken und den Kopf schlaff nach hinten sinken lassen – und das sollten Sie nicht tun – werden Sie ganz normal aussehen.

Wann immer Sie mit der Arbeit aufhören, sollten Sie Ihren Atem spüren. Wie fühlt er sich jetzt an? Wie ist er jetzt im Vergleich zum Moment als Sie anfingen? Sie sollten öfters vergleichen, um mit den Variationen in der Atemqualität immer mehr vertraut zu werden und damit, wie sich der Gang Ihres Atems verändern kann.

Die Experimente mit dem Strohhalm, dem Klopfen und dem offenen Mund sind für Anfänger die geeignetsten. Probieren Sie jedes eine Zeitlang aus. Die Reihenfolge ist beliebig. Beginnen Sie Ihre Arbeit mit demjenigen Experiment, das Sie am meisten lockt und auf das Sie am leichtesten und schnellsten reagieren.

14 Das Experiment mit dem scharfen »S«

Das scharfe »S« ist ein Zischlaut, der so zustandekommt, daß Sie die Luft durch den Mund strömen lassen und dabei die Seiten der Zunge aufwärts biegen, wobei Sie die Zähne berühren und so für die Luft einen Kanal bilden, den sie passieren muß. Dieses Fließen der Luft durch den schmalen Kanal erzeugt den zischenden Laut. Streben Sie einen langen, lauten, gleichmäßigen Laut an und richten Sie ihn gerade nach vorne. Im Gegensatz zum Experiment mit dem Strohhalm und dem offenen Mund wird eine gewisse Anstrengung nötig sein, um das scharfe »S« zu erzeugen. Das »S« sollte jedoch nicht mit einer Explosion beginnen. Drücken Sie nicht und pressen Sie nicht, lassen Sie den Atem frei fließen. Wenn Sie das »S« forcieren, erzeugen Sie nur einen Druck im Hals und im Kopf, und das ist durchaus nicht erstrebenswert. Wenn Sie die Luft gerade nach vorne lenken und nicht abwärts, wird das verhindern, daß Ihr Oberkörper zusammenfällt. Die Atmung der meisten Anfänger ist so schwach, daß sie sich im oberen Brustbereich zusammenfallen lassen, wenn sie auf das scharfe »S« ausatmen. Dieses Experiment bietet eine weitere Möglichkeit, sich Ihres Atems bewußt zu werden. Wie bei den anderen Experimenten können Sie Ihre Reaktionen fühlen und studieren, zusätzlich kommt noch der Laut hinzu, der Ihnen einen weiteren Anhaltspunkt für die Beurteilung der Qualität Ihres Atems bietet. Da wir im täglichen Leben andauernd Leute interpretieren, sollte es Ihnen ziemlich leicht fallen, die Lautqualität des scharfen »S« zu beurteilen. Wie war es? Gleichmäßig? Stark? Wacklig? Schwach? Würden Sie es als guten »S«-Laut bezeichnen oder als schlechten? War es daher ein guter oder schlechter Atem? Wenn es ein guter Laut war, dann freuen Sie sich darüber; spüren Sie dem, was gut daran war, so sorgfältig nach, wie Sie einen schlechten Laut untersuchen würden. Wenn es kein guter Laut war, dann versuchen Sie zu erfühlen, was seine Qualität beeinträchtigt hat. Vielleicht haben Sie zu Anfang oder am Ende Luft hinausgepreßt oder beides. Konnte der Atem gleichmäßig ausströmen? Oder schwankte der Laut gegen Ende zu oder wurde er schwächer? Wenn das Zischen zu kurz war oder so leise, daß Sie es kaum hören konnten, können Sie daraus schließen, daß Ihre Ausatmung flach und schwach war. Mit anderen Worten, der Ton Ihres scharfen »S« ist ein sicheres Zeichen für die Qualität Ihres Atems. (Nebenbei bemerkt, der Laut, den eine zischende Heizung im Winter erzeugt, ist ein gutes Beispiel für den Ton, den Sie anstreben sollten.)

Das Experiment mit dem scharfen »S« gibt Ihnen auch eine ausgezeichnete Gelegenheit, die Beteiligung Ihrer Bauchmuskeln am Atemvorgang zu erfüllen. Legen Sie gelegentlich, wenn Sie zischen, Ihre Hände auf den Bauch und spüren Sie wie sehr oder wie wenig sich Ihre Muskeln während Ihrer Ausatmungen zusammenziehen. Wenn Sie mit der Atemarbeit beginnen, kommen Sie vielleicht darauf, daß die Kontraktionen Ihrer Muskeln nur schwach sind. Aber wenn Sie die Experimente fortsetzen, kann es Ihnen gar nicht entgehen, um wie viel kräftiger sich dann Ihre Bauchmuskeln beteiligen. Fühlen Sie auch gelegentlich mit den Händen, ob Ihr Brustkasten zusammensackt oder schön oben bleibt, wie er es sollte, wenn sie auf »S« ausatmen.

Mit der kräftigen Ausatmung eliminiert das scharfe »S« beträchtliche Mengen verbrauchter Luft. Daher werden tiefe Einatmungen folgen, denn die ausgeatmete Luft muß ersetzt werden. Das ist ein starker Anreiz für Ihre Atmung.

Das Experiment mit dem scharfen »S« ist viel anstrengender als das mit dem Strohhalm und dem offenen Mund. Da es ein so aktiver Vorgang ist, empfehle ich, daß Sie mit dem scharfen »S« dann nicht experimentieren, wenn Sie sich nicht wohl fühlen. Dieses Experiment erfordert mehr Energie als Sie in einem geschwächten Zustand aufbringen können oder sollen.

Der scharfe S-Laut wird Ihren ganzen Atemapparat beleben und Sie energisch von einer flachen Atmung kurieren. In kurzer Zeit fühlen Sie sich wieder energiegeladen, voll Unternehmungslust und bereit, Ihre täglichen Pflichten aufzunehmen.

15 Auf den Handteller hauchen

Nachdem Sie mit den vorangegangenen Experimenten Erfahrung gesammelt haben, sind Sie jetzt imstande, das folgende anzugehen, ohne Ihren Atem durcheinanderzubringen. Sie können deshalb Ihre Ausatmung von Anfang an benutzen, anstatt zuzuwarten, bis sie bereits eingesetzt hat. Sollten Sie jedoch merken, daß Sie Ihre Atmung noch immer vor oder bei Beginn durcheinanderbringen, dann fahren Sie eben so lange wie nötig fort, das Experiment erst dann zu beginnen, nachdem der Ausatemstrom schon eingesetzt hat. Halten Sie Ihre Hand ziemlich nahe senkrecht vor dem Mund und lassen Sie eine einzige Ausatmung mit sanftem Hauch auf Ihre Handfläche strömen (siehe Abb. 13).

Das ist keine so ungewohnte Art auszuatmen wie es den Anschein hat. Wir atmen so aus, um Brillengläser oder Spiegel zu putzen, immer dann, wenn wir mit dem kräftigen und schnellen Ausatmen ein Maximum an Feuchtig-

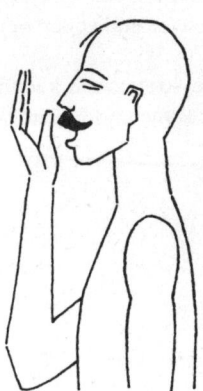

Abb. 13: Auf den Handteller hauchen

keit produzieren wollen. Bei diesem Experiment sollten Sie die Luft jedoch nicht ausstoßen, vielmehr versuchen Sie, den Atem langsam und so sanft und stetig wie möglich aus Ihrem Mund strömen zu lassen, und nur so lange wie die Luft mit Leichtigkeit ausströmt. Versuchen Sie gleichzeitig, die Kehle weit geöffnet zu halten, ohne Druck auf sie auszuüben. So wie beim Experiment mit dem Strohhalm, sollten Sie sich nicht hinunterbeugen, sondern die Hand nahe vor den Mund bringen, so daß Sie mühelos in aufrechter Haltung arbeiten können.

Ihr Hauchen wird so leicht und sanft sein, daß Sie den Luftstrom auf der Hand kaum wahrnehmen werden, aber die Wärme und Feuchtigkeit werden Sie sehr deutlich spüren. Und so wie beim Strohhalm-Experiment werden Sie allmählich fühlen, daß die Ausatmungen wärmer werden, wenn Sie weitermachen. Wie bei allen Experimenten sollten Sie sich genügend Zeit nehmen, um den Auswirkungen des Anreizes die Möglichkeit zu geben, sich zu entfalten. Wiederholen Sie das Experiment nicht, ehe Sie spüren können, daß Ihre Atmung wieder ausgeglichen ist.

Dieses Experiment bietet eine besonders sanfte Möglichkeit, die Ausatmung zu steigern und damit tiefere Atemzüge anzuregen. Sie werden merken, daß in unserer lärmerfüllten Welt dieses leichte, kaum hörbare Hauchen merkwürdig beruhigend wirkt. Es beeinflußt nicht nur Ihren Atem, indem es ihn gleichmäßiger und voller werden läßt, sondern es beeinflußt Ihr ganzes Wesen.

Wenn Sie die Atemarbeit beenden, werden Sie einen höchst angenehmen Zustand von Ruhe und Leichtigkeit erleben.

16 Das Experiment »Hautfalten«

Die Qualität Ihrer Atmung wird sich durch die Atemarbeit so rasch verbessern, daß Sie – manchmal ganz plötzlich – fühlen werden, daß Ihr Brustkorb noch lange nicht elastisch genug ist, Ihren jetzt so viel tieferen Atemzügen Raum zu gewähren. Ihr Brustkorb fühlt sich steif an und gibt nicht so weit nach wie es die Einatmungen jetzt erfordern. Und er müßte sich in verschiedenen Richtungen ausdehnen können, aufwärts, abwärts, nach vorne und rückwärts. Aber anstatt Ihre Ausatmung zu erleichtern, wird der Brustkorb zu einem Hindernis, und tiefere Einatmungen erfordern eine derartige Mühe, daß Sie dadurch sozusagen abgewürgt werden. So werden sie flacher und können deshalb ihre volle Wirkung nicht erreichen. Der Zweck des Experiments »Hautfalten« und der folgenden Experimente, bei denen Druck ausgeübt wird, besteht darin, diese Beschränkung der Einatmung zu überwinden, die durch die reduzierte Elastizität Ihres Brustkorbs verursacht wird.

Hautfaltung bedeutet, wie der Name schon sagt, eine Faltung der Haut, das ist eine doppelte Lage Haut samt dem darunterliegenden Gewebe (Unterhautzellgewebe). Sie fassen die Haut entweder mit Daumen und Zeigefinger oder mit dem Daumen und den vier anderen Fingern. Sie können die Hautfalte auch mit beiden Händen gleichzeitig und von jeder Richtung her ergreifen, die Ihnen leicht fällt – waagrecht, senkrecht oder diagonal. Halten Sie die Hautfalte fest, aber kneifen Sie nicht.

Sie ergreifen die Hautfalte, heben Sie ab und halten sie so lange abgehoben, bis ein tiefer Atemzug durchkommt, dann lassen Sie los. Ziehen Sie die Hautfalte nur ein wenig vom Brustkorb weg und zwar in jeder Richtung von der Körpermitte weg, das heißt also etwa, daß Sie die Haut vorne nach vorwärts, an den Flanken zur Seite und am Rücken nach hinten abheben.

Was bewirkt dieses Experiment? Es hat die gleiche Wirkung wie das Aufmachen eines zu engen Gürtels oder Büstenhalters, nachdem Sie ihn längere Zeit getragen haben; Sie werden sich gleich darauf dehnen und einen tiefen Atemzug der Erleichterung nehmen, wenn Sie sich befreit fühlen. Und genau das wird geschehen, wenn Sie mit der Hautfaltung experimentieren. Nur ist es diesmal nicht ein Kleidungsstück, das Sie einengt, sondern Sie selbst haben sich eingeengt, wenn ich es so ausdrücken darf.

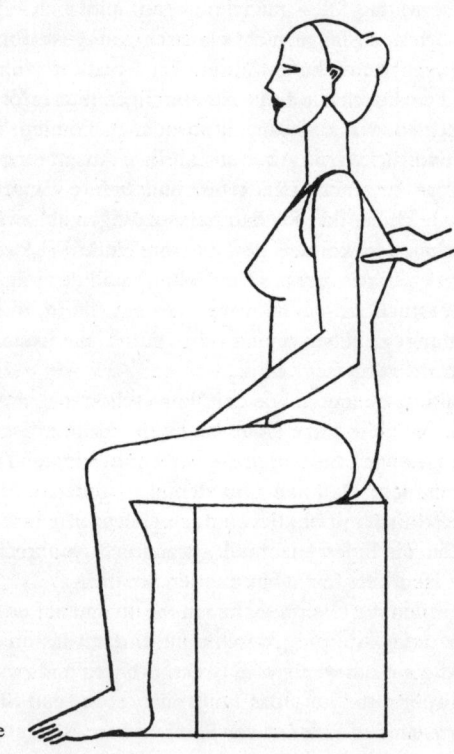

Abb. 14: Eine Hautfalte

Die Hautfalten sollten am unteren vorderen Brustkorb, an den Flanken und am Rücken von den Rippen abgehoben werden.
Wie bei allen Experimenten sollten Sie ein bestimmtes Gebiet einige Zeit hindurch bearbeiten, bevor Sie auf das nächste übergehen.

Hautfalten am unteren vorderen Brustkorb

Diese Hautfalten heben Sie von der Vorderseite des Brustkorbes ab (Bereich 6 in Abb. 10). Alle Hautfalten sollten von den untersten Rippen, aber nicht über dem Magen, abgehoben werden. Wenn Sie irgendwelche Zweifel darüber haben, wo sich Ihre untersten Rippen befinden, dann ziehen Sie den Rand des Brustkorbs mit den Fingern nach, vom Brustbein herunter, die Seiten entlang bis zum Rücken. Erst knapp vor dem Rückgrat überdecken Muskeln diesen Rippenrand, so daß Sie ihn schlecht fühlen können.
Sie können während jeder Phase der Atmung eine Hautfalte abheben. Halten Sie sie ein paar Augenblicke fest, bis eine tiefere Einatmung einsetzt. Lassen Sie die Hautfalte während des Einatmens allmählich los, so daß Sie den einströmenden Atem nicht behindern. Lassen Sie die Hautfalte nie plötzlich los. Das würde Ihrer Atmung einen Schock versetzen und alles zunichte machen, was Sie durch das Abheben schon gewonnen haben.
Heben Sie die gleiche Hautfalte einige Male ab, bis Sie eine zufriedenstellende Reaktion erzielen. Nehmen Sie sich einen anderen Bereich erst dann vor, wenn die starken Reaktionen abgeklungen sind. Für die nächste Hautfalte greifen Sie die Hälfte des vorherigen und die Hälfte eines anschließenden Hautbereiches. Fahren Sie in dieser Art oberhalb des Rippenrandes von vorne zur Seite fort. Nehmen Sie sich wie vorher genügend Zeit, um die Reaktionen auf den Reiz voll durchzulassen und lassen Sie den Atem sich ausgleichen, bevor Sie die nächste Hautfalte in die Hand nehmen.
Lassen Sie jede schmerzhafte Stelle aus, auch diejenigen, die so verspannt sind, daß Sie keine Hautfalte abheben können. Fühlen Sie, wo Sie ohne Schmerzen eine Hautfalte abheben können. Wenn es Ihnen schwerfällt, eine

Hautfalte aus einer Richtung abzuheben, versuchen Sie es von einer anderen aus. Sie können Hautfalten von jeder Richtung her greifen und abheben, waagrecht, senkrecht oder schräg, und mit so vielen Fingern wie Sie wollen. Wählen Sie die leichteste Möglichkeit.

Hautfalten an den Flanken

Wenden Sie die gleiche Technik an den Flanken an (Bereich 3 in Abb. 10). Natürlich lassen Sie die Achselhöhlen aus. Es ist am leichtesten, unten damit anzufangen, die Haut vom Brustkorb abzuheben und sich dann allmählich nach oben zu bewegen, entweder in einer waagerechten oder in einer senkrechten Linie.

Das Gewebe an den Seiten des Brustkorbs mag empfindlich sein, daher benutzen Sie Ihre Finger vorsichtig. Ergreifen Sie die Hautfalten so sanft wie möglich. Wenn bestimmte Stellen zu schmerzhaft sind, als daß Sie sie ergreifen und abheben könnten, dann verschieben Sie deren Behandlung und versuchen Sie es später wieder. Manchmal sind solche Zonen nicht genügend entspannt, um dort Hautfalten abzuheben, bevor Sie nicht den Rücken mit Hautfaltungen durchgearbeitet haben.

Arbeiten Sie so wie bei den früheren Experimenten: nachdem Sie eine Seite gelockert haben, vergleichen Sie sie mit der anderen. Seien Sie aufgeschlossen. Die beiden Seiten können in Ihrer Empfindlichkeit und in ihren Reaktionen unterschiedlich sein. Lassen Sie alle Reaktionen zur vollen Entfaltung kommen, ehe Sie die nächste Hautfalte abheben.

Wenn Sie darin einige Geschicklichkeit und Erfahrung erworben haben, können Sie gleichzeitig rechts und links Hautfalten abheben, entweder vorne oder an den Flanken. Dies ist eine sehr wirkungsvolle Möglichkeit, sich während des Tages, wenn Sie nicht viel Zeit haben, rasch zu erholen. Sie werden dadurch Ihr Atemvermögen rasch verbessern und so Ihre Energie wiedergewinnen.

Das gleichzeitige Abheben von Hautfalten rechts und links, entweder an der Vorderseite des Brustkorbes oder unten an den Flanken am Rande der

Rippen, kann beim Schluckauf helfen. Diese Bereiche liegen so nahe beim Zwerchfell, daß sich dieses in der Mehrzahl der Fälle zugleich mit dem Brustkorb entspannen wird. Sobald die Verkrampfung des Zwerchfells nachläßt, wird der Schluckauf aufhören.

Hautfalten am Rücken

Die Hautfalten am Rücken (Bereich 4 in Abb. 10) sollten in gleicher Weise abgehoben werden wie an den anderen Stellen. Arbeiten Sie am Rücken jedoch nicht nur über den Rippen, sondern beziehen Sie auch den Kreuzbereich zwischen den kurzen Rippen und dem Becken ein, das heißt Sie heben Hautfalten am ganzen Rücken bis hinunter zum Beckenrand ab. Für die Arbeit am Rücken benötigen Sie einen Helfer. Zeigen Sie ihm oder ihr am Beispiel der Haut des Handrückens, was eine Hautfalte ist, wie sie aufgenommen, abgehoben und langsam wieder losgelassen werden sollte. Ihr Helfer sollte damit beginnen, daß er ausprobiert, wo er mit Ihnen am besten zu arbeiten anfangen kann, da die Menschen in bezug auf Lockerheit und Empfindlichkeit der Bereiche zwischen den Schultern und im Kreuz sehr verschieden sind. Ihr Helfer sollte dort anfangen, wo Ihnen der Hautfaltungsgriff am angenehmsten ist, indem er entweder von der Schulter abwärts oder vom Beckenrand aufwärts arbeitet. Natürlich sollten alle Bereiche, in denen Sie zu verspannt oder zu empfindlich sind, zunächst übergangen werden.

Seien Sie rechtzeitig gewarnt, es kann sein, daß größere Bereiche Ihres Rückens so verspannt sind, daß Sie dort keine Hautfalten abheben können. Mit der Zeit wird sich natürlich jede Verspannung und Empfindlichkeit am Rücken ganz geben und Hautfalten werden dann überall bequem abzuheben sein.

Planen Sie für die Arbeit am Rücken mindestens eine halbe Stunde ein. Sie brauchen Ihren Helfer nicht zu bedauern, daß er seine kostbare Zeit auf Sie verschwenden muß. Seine Atmung wird in gleichem Maße angesprochen werden wie die Ihre. Ihr Helfer wird sich vielleicht auch strecken, dehnen und gähnen und tiefe, befriedigende Atemzüge schöpfen. Darüberhinaus ist es faszinierend, die Reaktionen der Person, mit der Sie arbeiten, zu beobachten. Diese Reaktionen sind am Rücken leicht zu beobachten. Wenn Ihr Helfer nicht imstande ist, sie zu sehen, sollte er oder sie die Hand auf die Stelle legen, wo die Hautfalte abgehoben wurde, und versuchen, die Reaktionen im tieferen Bereich darunter zu erspüren. Die Hand sollte nur ganz leicht am Rücken aufliegen, um die Weitung des Brustkorbs nicht zu stören.

Wann immer eine Hautfalte von ihrer Unterlage abgehoben wird, seien Sie gegenüber jeder Art von Atemreaktion, die sich ergeben mag, sowie auch gegenüber allen anderen Körperveränderungen aufgeschlossen. Der Drang, sich zu winden und den ganzen Rumpf zu strecken, kann die Folge sein, und Sie sollten ihn ganz frei durchlassen. Es kann sein, daß Sie unerwartet oft gähnen müssen. Sie werden spüren, wie sich Ihr Brustkorb wohltuend weitet und somit den tieferen Atemzügen mit Leichtigkeit Raum gewährt.

Ehe Sie zur anderen Seite des Rückens übergehen, vergleichen Sie die beiden Hälften, die eine, die Sie durchgearbeitet haben, mit der anderen, noch nicht bearbeiteten, und seien Sie offen für Ihre Reaktionen wenn Sie danach die andere Hälfte bearbeiten. Sind deren Reaktionen gleich oder unterscheiden sie sich?

Obwohl Empfindlichkeit Ihre Arbeit anfangs gelegentlich behindern mag, so ist das Abheben von Hautfalten doch eine besonders angenehme Art des Vorgehens. Meine Schüler haben dieses Experiment gern, besonders die Arbeit am Rücken. Es ist eine solche Erleichterung, einen Helfer zu haben, anstatt alles selbst tun zu müssen! Die bequeme Erweiterung des Brustkorbs für die tieferen Atemzüge, die das Experiment provoziert, fühlt sich so restlos befriedigend an und gewährt Erleichterung von unnötigen Spannungen.

Dies ist ein Experiment, das die Wechselwirkung zwischen unserer Art zu atmen und unserer gesamten körperlichen, geistigen und gefühlsmäßigen Verfassung demonstriert. Sie werden auffallende Veränderungen bemerken, nicht nur was Ihre Atmung anbelangt, sondern auch was Ihre Muskelspannung betrifft. Sie werden fühlen, daß Sie sich entspannen oder an Spannung gewinnen, Sie werden die Veränderung Ihrer Haltung, die veränderte Art, wie Sie sich bewegen und das Abklingen aller Überspannungen, die sich mit der Veränderung der Atmung ergeben, wahrnehmen. Das Gefühl körperlicher Leichtigkeit bewirkt eine ruhigere Gemütsstimmung. Es mag sich für Sie anfühlen, als seien Ihnen Lasten abgenommen worden, Entscheidungen werden Ihnen leichter fallen und Sie werden der Zukunft mit Vertrauen entgegengehen.

Im allgemeinen treten die Reaktionen auf dieses Experiment so rasch ein und sind so tiefgreifend, daß Sie es, falls nötig, benützen können, um Ihren Atem und sich selbst in kurzer Zeit wieder ins Gleichgewicht zu bringen. Wenn Sie müde werden, einen Schock erleiden oder plötzlich von Lampenfieber überfallen werden, genügt es, wenn Sie ein paar Hautfalten gleichzeitig abheben, entweder am vorderen Brustkorb oder zu beiden Seiten, und Ihre Atmung erholt sich wieder. In ein paar Augenblicken werden Sie imstande sein, Ihre Tätigkeit wieder mit voller Kraft aufzunehmen.

17 Die Druck-Experimente

Es ist immer von Vorteil, mehr als einen Zugang zur Lösung eines Problems zu haben, und die Druckexperimente bieten eine weitere Möglichkeit, die Elastizität Ihres Brustkorbs zu verbessern. In dem Maße, wie Ihre Atemfülle zunimmt, entsteht die Notwendigkeit für eine größere Elastizität Ihres Brustkorbes. Nach der Vorbereitung durch die Experimente »Hautfalten« sind Sie nun soweit, die Druckexperimente zu versuchen. Druck, natürlich ist ein sehr leichter gemeint, ist eine weitere Möglichkeit, die nötige Elastizität des Brustkorbs wiederzugewinnen.

Die Anwendung von Druck mag merkwürdig erscheinen. Lassen Sie mich das erklären. Wir alle wissen, wie ein zusammengedrücktes Daunenkissen wieder seine ursprüngliche Form zurückgewinnt, sobald wir nicht mehr darauf sitzen. Der menschliche Brustkorb reagiert ähnlich. Er dehnt sich ebenfalls aus, nachdem ein auf ihn ausgeübter Druck nachgelassen hat. Aber der Brustkorb gewinnt nicht nur seine vorige eingeengte Form zurück, der Druck bewirkt einen Reiz, der eine darüber hinausgehende Erweiterung nach sich zieht. Das Zwerchfell, das mit den unteren Rippen verbunden ist, wird danach einen größeren Spielraum haben und daher auch besser funktionieren können. Die Befreiung von einem starren und engen Brustkorb bewirkt einen leichteren, ausgiebigeren und ganz entschieden angenehmeren Atem.

Die Druckexperimente erfordern einen leichten Druck, der mit den Fingerspitzen auf den ganzen Brustkorb, sowohl auf das Brustbein als auch auf und zwischen die Rippen ausgeübt wird.

Im folgenden werde ich die Druckexperimente beschreiben. Ich rate Ihnen jedoch, sie nicht gleich alle hintereinander durchzuführen. Sie werden merken, daß Sie, nachdem Sie mit dem Druck auf das Brustbein und die Rippen gearbeitet haben, einen anderen Reiz brauchen, bevor Sie mit dem

Druck zwischen den Rippen weitermachen. Wenn dem so ist, dann wechseln Sie zu einem oder mehreren der vorangegangenen Experimente, mit denen Sie erfolgreich gearbeitet haben und führen Sie die Übung mit dem Druck zwischen den Rippen später fort. Dann werden Sie für den Druckreiz wieder voll empfänglich sein.

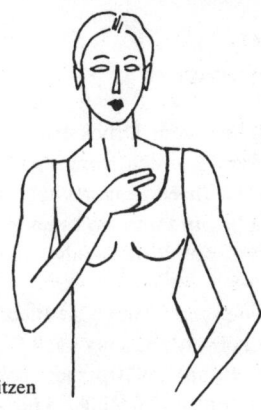

Abb. 15: Druck mit den Fingerspitzen

Im Gegensatz zum Klopfen (siehe 12. Kapitel), das Sie ohne Bedenken während einer Sitzung auf den ganzen Brustkorb anwenden können, ist das Drücken, auch wenn nur ganz leicht angewandt, ein viel stärkerer Reiz und sollte nur in einem Bereich auf einmal ausgeübt werden. Drücken Sie entweder nur auf Ihr Brustbein, die obere Vorderseite des Brustkorbes, die Flanken oder den Rücken. Ich rate Ihnen, ein bestimmtes Gebiet wiederholt zu bearbeiten, bevor Sie auf ein anderes übergehen. Wenn eine Stelle oder ein ganzer Bereich empfindlich ist, dann übergehen Sie ihn und drücken hier später, wenn Sie die umgebenden Bereiche durchgearbeitet haben. Dann werden sich die empfindlichen Zonen entspannt haben und den Druck ohne Beschwerden aushalten können.

Drücken ist ein starker Anreiz für den Atem. Daher begrenzen Sie die Zeit und arbeiten Sie nur solange, wie Sie sich wohlfühlen. Man kann nur eine bestimmte Menge an Reizen und auch an Veränderungen seiner Atmung aushalten. Zu viele Anreize werden Ihnen eine solche Intensität an Reaktionen bescheren, daß Sie eher überwältigt als gefördert werden. Sollten Sie fühlen, daß Sie zuviel getan haben, dann hören Sie auf. Warten Sie, bevor Sie fortfahren ab, bis sich Ihre Atmung wieder beruhigt hat.

Druck auf das Brustbein

Beginnen Sie mit dem Druck auf das Brustbein (sternum) (Bereich 5 in Abb. 10). Wenn Sie nicht genau wissen, wie weit Ihr Brustbein reicht, so tasten Sie es mit Ihren Fingerspitzen ab, ehe Sie beginnen. Fühlen Sie, wo Ihr Brustbein beginnt und wo es endet, damit Sie nicht aus Versehen oberhalb des Brustbeins in die Halsgrube oder unterhalb in die Magengrube drücken.

Fangen Sie, wie schon früher, so an, daß Sie feststellen, wann Ihre Ein- und Ausatmungen einsetzen. Kurz nach Beginn einer gewöhnlichen Ausatmung drücken Sie sanft auf das Brustbein und benützen Sie dazu die Fingerspitzen beider Hände, am besten Zeige- und Mittelfinger gleichzeitig. Nehmen Sie den Druck mit der nächsten Einatmung langsam zurück. Da das Brustbein schmal ist, halten Sie Ihre Finger zusammen, denn sonst drücken Sie aus Versehen vielleicht auf Ihre Rippen anstatt bloß auf das Brustbein.

Fangen Sie am oberen Ende des Brustbeins an. Drücken Sie sanft, aber doch fest, so als wollten Sie die Elastizität des Knochens testen. Nehmen Sie den Druck mit der einsetzenden Einatmung langsam zurück. Lassen Sie die Finger nicht plötzlich abgleiten, da das Ihre Atmung durcheinander bringen würde.

Wenden Sie Stück für Stück den Druck auf der vollen Länge des ganzen Brustbeins an. Wenn Sie, auf empfindliche Stellen treffen, übergehen Sie sie, um später darauf zurückzukommen. Die Empfindlichkeit kann schon während der gleichen Sitzung verschwinden, oder es mag einiger weiterer Sitzungen bedürfen, an denen Sie ober- und unterhalb dieser Stellen drücken.

Wenn Sie verkühlt sind und selbst einige Zeit danach, kann der Bereich des Brustbeins sehr empfindlich gegen eine Berührung sein. Drücken Sie dann ganz leicht, oder, wenn Sie noch nicht genügend Erfahrung mit dem Experiment des Drückens haben, dann verschieben Sie es für einige Tage, bis die Empfindlichkeit vorüber ist.

Der Druck auf das Brustbein hat sich als hilfreich erwiesen, um eine Stauung der Bronchien, die auf Verkühlungen häufig folgt, zu verhindern. Es ist möglich, daß Sie dann größere Mengen an Schleim aushusten.

Asthmatiker können von dieser Übung Nutzen ziehen. Sie müssen natürlich sehr vorsichtig vorgehen, da Sie nur allmählich eine größere Elastizität Ihres Brustkorbs vertragen können. Sie müssen ganz genau darauf achten, daß Ihre Atmung völlig ausgeglichen ist, ehe Sie den nächsten Druckreiz setzen.

Bei allen Druckexperimenten versuchen Sie nicht nur die Stellen zu spüren, an denen Ihre Fingerspitzen Sie berühren, also Stellen an der Körperoberfläche, sondern versuchen Sie, von Ihrer Körpermitte aus nach außen zu den Fingern hin zu spüren. Das wird helfen Reaktionen durchzulassen.

Nachdem Sie den Druck zurückgenommen haben, lassen Sie sich genügend Zeit, zunächst um die Atemreaktionen durchkommen zu lassen, und dann, um dem Atem Zeit zu geben, sich wieder ganz auszugleichen. Wie beim Experiment »Hautfalten« sollten Sie die gleiche Stelle mehrere Male gleichzeitig bearbeiten. Gehen Sie erst dann weiter, wenn Ihre Reaktionen erheblich nachgelassen haben. Am besten ist es, wenn Sie das Brustbein in Richtung nach unten so bearbeiten, daß Sie mit den Fingerspitzen jeweils auf einen Bereich drücken, der zur Hälfte aus der vorher gedrückten Stelle und zur anderen Hälfte aus der daran anschließenden besteht.

Der obere Teil des Brustbeins ist nicht sehr elastisch und kann einem Druck kaum nachgeben. Dennoch ist der leichteste, dort ausgeübte Druck für den Atem äußerst stark stimulierend. Weiter unten am Brustbein können Sie ein viel stärkeres Nachgeben unter Ihren Fingern spüren. Drücken Sie hier besonders sanft.

Die Atemreaktionen auf dieses Experiment sind gewöhnlich besonders stark, fast dramatisch. Sie werden vielleicht unzählige Male gähnen müssen, werden enorm tiefe Atemzüge holen, die mit unwiderstehlichem Zwang durchkommen und es mag viel länger als erwartet dauern, bis sich Ihr Atem wieder beruhigt hat.

Die Ergebnisse dieses Experiments sind außerordentlich lohnend. Die Atemzüge werden tief und voll, sie füllen den oberen Brustkorb, heben und stützen das Brustbein und helfen so, eine schlechte Haltung zu überwinden. Ein Schüler beschrieb seinen Zustand einmal so: »Es fühlt sich so an, als wäre eine eiserne Klammer von meinem Brustkorb fortgenommen worden«. Die Empfindung des unbehindert in den vorderen Brustkorb einströmenden Atems, wobei das Brustbein mit der nötigen Elastizität nachgibt, ist außerordentlich erleichternd.

Druck auf die Rippen

Die Rippen sind noch entscheidender für die Elastizität des Brustkorbs als das Brustbein. Die folgenden Experimente fördern die Elastizität der Rippen, so daß sie mehr und leichter nachgeben und Ihrer jetzt so viel stärkeren Atmung mehr Spielraum geben.

Der Druck auf die Rippen sollte solange nicht angewendet werden wie Sie mit der Anwendung und den Ergebnissen des Druckes auf das Brustbein noch keine Erfahrung haben und den Brustkorb noch nicht auf eine größere Dehnung vorbereitet haben.

Der Druck sollte jeweils nur auf eine Stelle gleichzeitig ausgeübt werden, und zwar zuerst auf die Rippen des vorderen oberen Brustkorbs, dann auf die vorderen unteren Rippen, schließlich auf die Rippen der Flanken und zuletzt auf die des Rückens.

Druck oberhalb der Brust

Wenden Sie die gleiche Art des Druckes mit den Fingerspitzen, wie Sie ihn auf das Brustbein ausübten, auf die vorderen oberen Rippen an (Bereich 1 in Abb. 10). Beginnen Sie mit der ersten Rippe, die Sie unterhalb des Schlüsselbeins fühlen können. Fangen Sie nahe dem Brustbein an und drücken Sie entlang der Rippe bis zur Seite. Teilweise sind die oberen Rippen von Brustmuskeln überdeckt. Wenden Sie den Druck im Verlauf der Rippen auch auf diese Muskeln an, bis Sie zum Schultergelenk kommen. Die Rippen werden reagieren, wenn Sie auf den sie überlagernden Muskel drücken. Drücken Sie während der Ausatmung, sanft aber fest, und nehmen Sie den Druck mit Beginn der folgenden Einatmung zurück. Alle Zweifel darüber, wann Sie den Druck zurücknehmen sollen, werden bald verschwinden, denn die Einatemluft wird so kräftig einströmen, daß sie Ihre Finger wegdrücken wird, ob Sie nun vorhaben, nachzugeben oder nicht. Und Sie werden nicht daran erinnert werden müssen, nach der Druckanwendung zu warten, bis sich der Atem wieder ausgeglichen hat. Sie werden nicht nur die Erregung Ihres Atems fühlen, sondern auch die Notwendigkeit abzuwarten, bis Ihr Atem wieder ruhig aus- und einströmt, ehe Sie wieder drücken.

Drücken Sie entlang aller Rippen, die Sie oberhalb der Brust ertasten können. *Drücken Sie niemals auf die Brust selbst!* Schieben Sie zuvor den Druck auf alle empfindlichen Bereiche auf. Probieren Sie es da etwas später während der gleichen Sitzung oder nach einigen Sitzungen noch einmal. Die Empfindlichkeit wird sich gelegt haben und der Bereich kann ohne Beschwerden gedrückt werden.

Wenn Sie die Seiten vergleichen, nachdem Sie die obere Hälfte der einen Seite Ihres Brustkorbs gedrückt haben, werden Sie erstaunliche Unterschiede wahrnehmen. Sie mögen zum Beispiel das Gefühl haben, als atmeten Sie lediglich mit dem Bereich des oberen Brustkorbs, wo Sie gerade zuvor den Druck angewandt hatten. Die andere Seite fühlt sich vielleicht ganz leblos an, so als ob dort überhaupt kein Atmen stattfände. Wenn Sie soweit gekommen sind, ist es an der Zeit zu wechseln und Druck auf die gegenüberliegende Seite des oberen Brustkorbs auszuüben.

Druck unterhalb der Brust

Drücken Sie jetzt auf die vorderen unteren Rippen, in dem Bereich, der sich unterhalb der Brust bis zum unteren Rippenrand erstreckt (Bereich 6 in Abb. 10). Ehe Sie beginnen, tasten Sie mit den Fingern den unteren Rippenrand ab, so daß Sie sich im klaren sind, wie weit hinunter Ihr Brustkorb reicht.

Gehen Sie hier ebenso vor wie bei den oberen Rippen. Mit den Fingerspitzen drücken Sie an jeder Rippe entlang, arbeiten Sie dabei von der Mitte zur Seite.

Wenn Sie so den Druck auf die Rippen des vorderen Brustkorbs ausüben, können Sie eine Überraschung erleben. Obwohl der Reiz auf die vorderen Rippen ausgeübt wird, werden Sie gelegentlich eine starke Atemreaktion nicht nur hier, sondern auch im rückwärtigen Rippenbereich spüren. Die Rippen reagieren in ihrer Gesamtheit, entsprechend ihrer vollen Länge von der Vorderseite bis zum Rückgrat. Daher werden Sie erleben, daß die gesamte Brustkorbhälfte reagiert, obwohl Sie den Druck nur vorne ausüben.

Seien Sie besonders vorsichtig und sanft beim Drücken der unteren Rippen, da diese sehr nahe beim Zwerchfell sind. Und seien Sie bei diesen Rippen auf einige empfindliche Stellen gefaßt.

Ihre Reaktionen auf den Druck auf die unteren Rippen können besonders lohnend sein. Vielleicht brauchen Sie zwischen dem Drücken mehr Zeit als sonst, um alle Reaktionen voll durchzulassen und bis sich der Atem wieder auf seine Normallage eingependelt hat. Seien Sie aufgeschlossen und lassen Sie Ihren Atem in jeder Weise reagieren, wie er will, vom Gähnen bis zum Seufzen und Stöhnen, bis zum Impuls sich zu winden und zu strecken und ganz tiefe Atemzüge zu machen. Geben Sie Ihrem Atem die Möglichkeit so viel wie möglich von dem Reiz zu profitieren. Aber da Drücken ein besonders starker Reiz für die Atmung ist, sollten Sie darauf achten, nicht länger zu arbeiten, als Sie es bequem vertragen können. Sonst könnten Sie leicht einen inneren Aufruhr verursachen. Wenn Sie jedoch diesen Rat befolgen, werden Sie erhöhte Elastizität und schließlich die unbehinderte Weitung Ihres Brustkorbs erfahren. Das Gefühl, nicht länger beengt zu sein und sich nicht länger abmühen zu müssen, um tieferen Atemzügen Raum zu geben, wird Ihnen eine große Erleichterung verschaffen, eine Erleichterung, die dieses Experiment zu einer beglückenden Erfahrung werden läßt.

Druck auf die Flanken

Als nächstes wenden Sie den Druck auf jede Rippe entlang der Seite des Brustkorbs an (Bereich 3 in Abb. 10). Gehen Sie so vor wie bei den vorderen

Rippen und beginnen Sie mit der untersten Rippe. Sie kann am leichtesten gedrückt werden und ist gewöhnlich auch die am wenigsten empfindliche. Arbeiten Sie sich schrittweise auf einer Seite Rippe für Rippe aufwärts. Später nehmen Sie dann die andere Seite dran. Drücken Sie von vorne nach rückwärts, d. h. Sie beginnen dort, wo Sie beim Drücken der Vorderseite aufhörten, und gehen bis zum Rücken weiter. *Drücken Sie nicht in die Achselhöhlen!* Drücken Sie nur die eine Hälfte des Brustkorbs, so daß Sie zum Vergleich eine Überprüfung einschalten können, ehe Sie mit der anderen Seite beginnen.

Viele Menschen machen von Ihren Flanken für die Atmung nicht viel Gebrauch und merken dann vielleicht – und das ist der Beweis dafür –, daß sie an vielen Stellen gegen Berührung empfindlich sind. Das ist der Grund, weshalb es geraten erscheint, mit dem Drücken der untersten Rippen zu beginnen und sich dann schrittweise hinaufzuarbeiten. Wenn selbst die untersten Rippen gegenüber einer ganz sanften Berührung zu empfindlich sind, dann übergehen Sie vorläufig diesen Teil des Experiments. Versuchen Sie es dann wieder nach einigen Wochen, in denen Sie andere Experimente machten. Genauer gesagt, verschieben Sie das Drücken solange der Bereich noch empfindlich ist. Die Lockerung des Brustkorbs wird allmählich erfolgen. Daher drücken Sie auf höher gelegene Rippen nur dann, wenn Sie den Druck leicht ertragen können. Aber nicht jeder ist im Bereich der Flanken empfindlich. Viele können den Druck auf die seitlichen Flanken sofort und mit Leichtigkeit aushalten.

Druck auf den Rücken

Aufrecht sitzend, in Seitenlage oder auf dem Bauch liegend, können Sie am leichtesten die rückwärtigen Rippen drücken (Bereich 4 in Abb. 10). Obwohl Sie einen Großteil Ihres Rückens selbst bearbeiten können ist es doch praktischer und angenehmer, wenn Sie einen Helfer haben. Sitzen oder liegen Sie so wie es Ihnen am bequemsten ist. Beginnen Sie oder lassen Sie Ihren Helfer mit der untersten Rippe anfangen – die Bewegungsrichtung ist vom Rippenbeginn nahe dem Rückgrat hin zur Flanke. Arbeiten Sie langsam an jeder Rippe entlang. Wenn Ihr Helfer das Schulterblatt erreicht, dann sollte er darauf drücken anstatt auf die Rippen, und Sie werden spüren, wie die Rippen darauf reagieren.

Die Änderung in der Qualität Ihres Atems, die durch die Druckexperimente hervorgerufen wird, ist ganz außerordentlich. Eine Schülerin war davon einmal so überwältigt, daß sie ausrief: »Es fühlt sich an, als hätte ich über meinen Rippen einen Reißverschluß geöffnet«, eine sehr treffende Beschreibung. Das Gefühl der Beengung Ihres Brustkorbs wird verschwinden und stattdessen werden Sie ihn als sehr elastisch, frei und locker empfinden, Sie werden beim Atmen kein Hindernis mehr für die Erweiterung Ihres Brustkorbs spüren. Sie werden nicht nur tiefer atmen, sondern sich auch erstaunlich frisch fühlen.

Druck zwischen den Rippen

Ein weiterer wichtiger Faktor, der ganz wesentlich zur Elastizität Ihres Brustkorbs beiträgt, ist der Zustand der Zwischenrippenmuskeln (Musculi intercostales), die sich in zwei Schichten zwischen den Rippen befinden. Sie ziehen bei jedem Atemzug die Rippen zusammen und auseinander. Diese Muskeln benötigen zum guten Funktionieren einen entsprechenden Tonus. Wenn Sie sich in einer dauernden Überspannung befinden – wie es häufig der Fall ist – wird der Brustkorb verkleinert sein. Das Zwerchfell, das an den untersten Rippen angewachsen ist, hat daher einen geringeren Umfang und kann deshalb auch nicht in vollem Maß arbeiten.

Die Zwischenrippenmuskeln können in verhärtetem Zustand auch nicht gut arbeiten. Sie können sich bei der Ausatmung nicht kräftig genug zusammenziehen und sie können der Erweiterung des Brustkorbs bei der Einatmung nicht genug nachgeben. Durch diese Beschränkung wird der Alltagsatem gewohnheitsmäßig flach. So kommt es, daß kein Atemzug voll befriedigt und daß Sie sich mühen müssen, anstatt daß die Atmung mit Leichtigkeit geschehen kann.

Wenn Sie den gleichen Druck mit den Fingerspitzen und in der gleichen Reihenfolge, wie Sie ihn auf die Rippen angewandt haben, auf die

Zwischenrippenmuskeln ausüben, d. h. in die Zwischenräume zwischen Ihren Rippen (die Intercostalräume), dann wird das sehr dazu beitragen, deren normalen Tonus wieder herzustellen. Die Zwischenrippenmuskeln können sich dann wieder leicht zusammenziehen und entspannen, wie es Ihren Bedürfnissen entspricht.

Viele von Ihnen werden sich sofort über erstaunlich wohltuende Ergebnisse freuen können: viel tiefere Atemzüge, eine Erweiterung des Brustkorbs, eine Verlängerung des Rumpfes – und alles ausgelöst durch diesen Druckreiz. Ihr einziges »Hindernis« mag sein, daß Sie in den gedrückten Bereichen eine so rasche Veränderung erzielen, daß Sie in den anderen Bereichen Beschwerden empfinden, um die Sie sich kümmern müssen. Ein paarmal auf die betroffenen Bereiche zu drücken wird gewöhnlich ausreichen, und die Arbeit kann bald wieder aufgenommen werden.

Viele sind jedoch im Zwischenrippenbereich sehr versteift und sollten daher diese Muskeln sorgfältig und nur kurz bearbeiten. Zu längeren Arbeitszeiten sollten sie erst viel später übergehen, nachdem sie genügend Erfahrung mit diesem besonderen Reiz und seinen Effekten gewonnen haben, und nachdem ihnen ihr eigener Zustand besser bewußt geworden ist. Viele sind ganz überrascht, wenn sie dort, wo Sie überhaupt keine Muskeln vermuteten, eine verkrampfte, unnachgiebige Muskulatur finden.

Auch können diese Muskeln, da sie bisher nur in beschränktem Maß gebraucht wurden, gegenüber einer Berührung ziemlich empfindlich sein. Wo immer eine Empfindlichkeit gegenüber Druck bemerkbar wird, machen Sie dasselbe wie bei den anderen Experimenten: hören Sie sofort auf zu drücken. Drücken Sie stattdessen eine benachbarte Stelle. Wenn der ganze Bereich empfindlich ist, dann verschieben Sie das Experiment, bis Ihr Brustkasten durch andere Experimente elastischer geworden ist.

Die Muskeln zwischen den Rippen der Flanken können außerordentlich empfindlich sein. Wenn das so ist, kehren Sie die Reihenfolge um und arbeiten zuerst am Rücken und dann später an den Seiten.

Es besteht die Möglichkeit, daß die Zwischenrippenmuskeln, die so lange nicht ausreichend benutzt wurden, auf die plötzlich viel intensivere Beanspruchung mit einem Muskelkater reagieren. Wenn Sie sich nach diesem Experiment im Rumpf ein wenig steif fühlen und es ein bißchen schmerzt, regen Sie sich nicht auf. Sie haben nichts falsch gemacht und es fehlt Ihnen nichts! Lassen Sie diesen Bereich für ein paar Tage in Ruhe und fahren Sie mit dem Experiment fort, wenn Sie frei von Beschwerden sind. Mit der Zeit werden Sie sich über die gesteigerte Elastizität Ihres Brustkorbs freuen können. Das Gefühl der Leichtigkeit und Freiheit beim Atmen wird Sie für alle Unbequemlichkeiten beim Arbeiten entschädigen.

Lassen Sie wie bei den anderen Experimenten alle Reaktionen durchkommen, einschließlich Gähnen und Strecken, und genießen Sie die vertieften Atemzüge, die sich einstellen werden. Nehmen Sie sich Zeit, um den Atem sich jedesmal ausgleichen zu lassen, ehe Sie erneuten Druck anwenden.

Sie werden erstaunt sein, wie sehr sich die Form Ihres Brustkastens durch die Druckexperimente ändern kann: in der Tiefe, von vorne nach rückwärts gemessen, und in der Länge, von oben nach unten. Sie werden vielleicht Ihre Kleidung ändern müssen, um dem größer gewordenen Brustkorb Rechnung zu tragen.

Auch dieses Experiment sollten Sie zunächst für einen längere Zeitraum nur in einem bestimmten Bereich ausüben, ehe Sie zum nächsten übergehen. Gelegentlich mag es vorkommen, daß der Atem den Brustkorb dort, wo Sie gedrückt haben, so sehr ausdehnt, daß Sie vorübergehend auch andere Stellen bearbeiten müssen, um die Differenz auszugleichen.

Wenn Sie während des Tages für ein längeres Arbeiten keine Zeit haben, können Sie den Druck auf die Zwischenräume der Rippen benützen, um sich rasch von Ermüdung und Überreizung zu erholen. Einmal an den Prozeß gewöhnt, wird Ihr Körper rasch reagieren. Es wird genügen, wenn Sie zwei- oder dreimal leicht auf die Zwischenrippenräume drücken, um sich zu erholen – vielleicht nicht ganz, aber doch soweit, daß Sie Ihre Tätigkeit ohne allzugroße Belastung wieder aufnehmen können. Drücken Sie auf den Bereich, der es am nötigsten hat, oder dort, wo Sie aus Erfahrung wissen, daß Sie am schnellsten reagieren.

18 Die Haltungsexperimente

Bei all den Experimenten, die Sie bis jetzt ausprobiert haben, war es die Vertiefung der Atmung, die eine größere Weitung des Brustkorbs nach sich zog. Bei den Haltungsexperimenten wird dieser Vorgang umgekehrt. Durch die passive Erweiterung des Brustkorbs und des Zwerchfells, die durch bestimmte Stellungen erzielt werden, wird sich Ihr Atem beleben. Die Erweiterung ist deshalb passiv, weil Sie sich nicht strecken, anstatt dessen führt die Stellung, die Sie einnehmen, zu der Erweiterung, die Ihren Atem stimuliert.

Es gibt viele Stellungen, die für diesen Zweck geeignet sind. Ich möchte drei beschreiben, die ganz speziell ein tieferes Atmen herbeiführen.

Rumpf seitwärts beugen

Sitzen Sie mit gekreuzten Beinen am Boden (wenn Sie nicht bequem mit gekreuzten Beinen sitzen können, dann setzen Sie sich auf eine Bank oder auf einen Stuhl mit einem anderen Stuhl daneben), beugen Sie den Rumpf seitwärts, bis Ihr Unterarm am Boden aufliegt (oder auf der Bank oder am Stuhl) und verweilen Sie eine Zeitlang in dieser Stellung (Abb. 16). Bewegen Sie sich zunächst sehr langsam, probieren Sie zuerst aus, wie weit Sie sich seitwärts beugen können, während Sie noch mit dem ganzen Becken am Boden sitzen, obwohl natürlich mehr Gewicht auf derjenigen Seite des Beckens ruhen wird, nach der Sie sich beugen. Legen Sie die Hand Ihres Stützarms mit dem Rücken auf den Boden, um die Beugebewegung hinab zu erleichtern und um zu verhindern, daß Sie sich unabsichtlich vom Boden abstoßen oder das lockere Abbiegen des Ellenbogens behindern.

Wo Sie einen Widerstand gegen die Bewegung verspüren, sei es durch Versteifung oder Schmerz, da beklopfen Sie sich (mit dem energischen Klopfen, wie im 8. Kapitel geschildert). Damit helfen Sie den Muskeln sich zu lockern und sich Ihren Bewegungen besser anzupassen. Bleiben Sie eine Weile in der Seitwärtsbeugung - egal, wie weit Sie sich beugen können – und spüren Sie, wie sich diese Haltung auf Ihre Atmung auswirkt. Geben Sie der Dehnung der außenliegenden Seite, Ihrer Flanke, so gut wie möglich nach. Erlauben Sie allen Atemreaktionen, sich voll zu entwickeln, was immer sie

Abb. 16: Rumpf seitwärts beugen

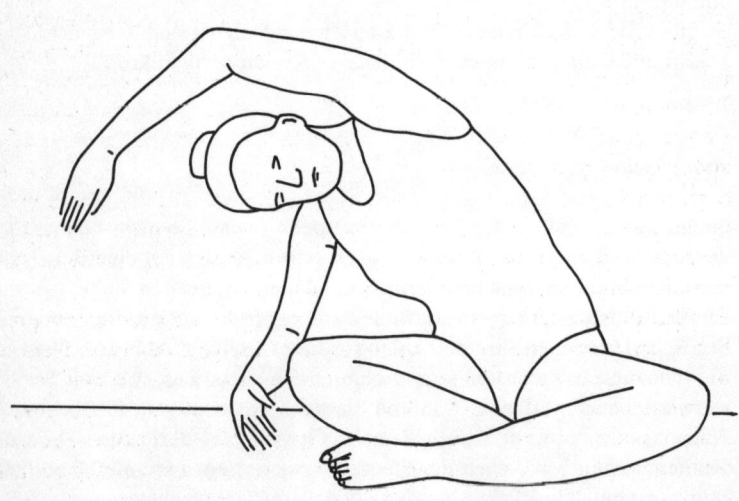

auch sein mögen. Sie können dabei den vollen Umfang der Ihnen jetzt schon bekannten Atemreaktionen erleben, von Hilfsmaßnahmen bis zu tiefen, befriedigenden Atemzügen.

Bleiben Sie zunächst nur kurze Zeit in der seitwärts gebeugten Haltung. Später, wenn Sie sich dabei vollkommen wohlfühlen, können Sie sich für längere Zeit seitwärts beugen und allen Reaktionen frei nachgeben und es genießen, wie der Atem durch diese Stellung mehr und mehr angeregt wird. Wenn es irgendwo schmerzt, beklopfen Sie sich, wenn Sie sich seitwärts beugen oder wenn Sie sich, wieder aufrichten. Balancieren Sie sich langsam und vorsichtig zu Ihrer Ausgangsposition zurück, und achten Sie darauf, alle Reaktionen voll durchzulassen, die dann eintreten, wenn Sie sich wieder aufgerichtet haben.

Seien Sie nicht entmutigt, wenn Sie sich nicht sofort weit zur Seite beugen können. Tatsächlich übt bereits die leichteste Neigung Ihres Rumpfes einen äußerst starken Einfluß auf Ihre Atmung aus. Sie werden erstaunt sein, wie rasch es Ihnen gelingen wird, sich weiter und weiter seitwärts zu beugen, bis Ihr Unterarm am Boden aufliegt (oder auf einer anderen Stützfläche). Sie werden bald in der Lage sein, länger in dieser Stellung zu verweilen, so daß Sie genügend Zeit haben, daß sich alle Reaktionen Ihres Atems entfalten und in Ihrem ganzen Körper auswirken können.

Beginnen Sie dieses Experiment, indem Sie sich in die Richtung beugen, die für Sie die bequemste ist. Schließlich können Sie sich dann in der Ebene Ihres Rumpfes seitwärts beugen, das heißt, nur seitwärts, nicht auch etwas vorwärts, wie Sie vielleicht es zu Beginn getan haben.

Es wird Ihnen jetzt, da Sie sich nur seitwärts gebeugt haben, eine große Befriedigung verschaffen, eine vergleichende Überprüfung anzustellen. Sie werden wieder, wie bei früheren Experimenten, das Gefühl haben, daß Sie vorwiegend in dem Bereich des Brustkorbs atmen, der durch das Experiment in Anspruch genommen wurde, in diesem Fall die Hälfte des Brustkorbs, die gedehnt wurde. Ihre Atmung wird voll und tief sein und diese Brustkorbhälfte mit Leichtigkeit füllen. Die andere Hälfte des Brustkorbs mag sich nicht nur nicht teilnehmend, sondern auch eng und atemknapp anfühlen.

Wenn Sie diesen deutlichen Unterschied zwischen den beiden Hälften des

Brustkorbs feststellen, dann können Sie dazu übergehen, die Richtung zu wechseln und sich zur anderen Seite hinüberzubeugen.

Wenn Sie sich dann später in dieser Stellung wohlfühlen und sie Ihnen nicht mehr genügend Herausforderung bietet, können Sie die Anforderung dieser Stellung erhöhen, indem Sie den Arm der Dehnungsseite in die Bewegung hineinnehmen und ihn hochheben und nahe an den Kopf führen.

Abb. 17: Sich vorwärts auf die Ellbogen lehnen

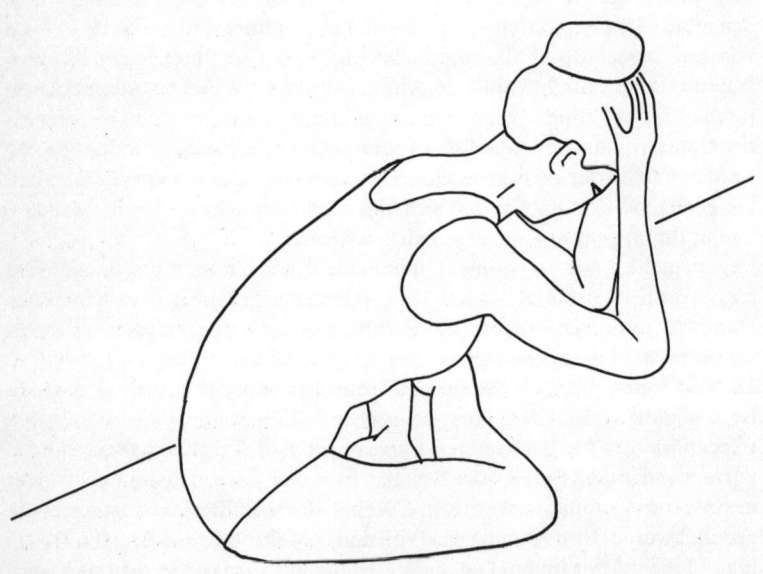

Sich vorwärts auf die Ellbogen lehnen

Sitzen Sie mit gekreuzten Beinen am Boden (oder auf einem Stuhl mit einem niederen Tisch vor sich) und beugen Sie Ihren Rumpf vornüber, bis Sie die gebeugten Arme mit den Ellbogen auf dem Boden (oder auf dem Tisch) abstützen können (Abb. 17). Lockern Sie sich, geben Sie der Verlängerung und Dehnung Ihres Rumpfes nach, und, was am wichtigsten ist, erlauben Sie Ihrem Atem auf jede beliebige Art und Weise auf diese Stellung zu reagieren.

Das ist eine bequeme Stellung, obwohl sie nicht von jedem auf Anhieb erreicht werden kann, und eine Weile in ihr zu verharren mag anfangs unmöglich erscheinen. Sie fragen sich vielleicht, wie Sie jemals mit den Ellbogen den Boden oder den Tisch erreichen können. Aber das ist nicht so schwierig, wie es den Anschein hat. Wenn Sie mit Ihren Ellbogen nicht ganz hinunter kommen, legen Sie einfach einen Packen Zeitungen oder einen Stoß Bücher vor sich hin, um sich eine erhöhte Stütze für die Ellbogen zu verschaffen.

Wie beim Seitwärtsbeugen wird jedes Vornüberneigen des Rumpfes – und wenn es noch so leicht ist – Ihren Brustkorb veranlassen, sich zu weiten und den Atem anregen. Bleiben Sie in dieser Stellung, ganz gleich, wie weit Sie hinunter gekommen sind, und lassen Sie alle Reaktionen des Atems durchkommen. Halten Sie diese Stellung eine gewisse Zeit aus, die ersten Male jedoch nicht zu lang, und kehren Sie dann langsam und vorsichtig zur aufrechten Haltung zurück. Klopfen Sie, wann und wo es nötig ist, um Steifigkeit oder Schmerzen zu beheben. Machen Sie die Stütze allmählich immer niedriger, jedesmal ein bißchen. Wenn Sie weiter hinunterkommen können, probieren Sie, erst einen, dann den anderen Ellbogen auf einen Oberschenkel zu stützen. Noch später können Sie dann versuchen, beide Ellbogen gleichzeitig auf die Oberschenkel zu stützen. Dann versuchen Sie, erst den einen, dann den anderen Ellbogen auf den Boden (oder den Tisch) zu stützen (Abb. 18). Nach einiger Zeit werden Sie fühlen, daß das Ruhenlassen der Ellenbogen auf dem Tisch oder dem Boden eine ganz leichte und äußerst bequeme, für den Atem überaus anregende Stellung geworden ist. Lassen Sie sich Zeit, seien Sie nicht zu ehrgeizig und erzwingen Sie diese Stellung nicht. Wenn Sie am Anfang steif waren, werden Sie allmählich lockerer werden.

Je mehr Sie sich in dieser Stellung wohlfühlen, um so besser wird Ihr Atem darauf reagieren. Die Lockerung des ganzen Rumpfes ist ein starker und angenehmer Reiz für den Atem. Sie werden spüren, wie tiefere und immer tiefere Atemzüge Ihren Brustkorb füllen wollen. Ihre Kreuzbeingegend wird sich dem Atem besonders weit öffnen.

Danach werden Sie von neuer Energie und einem Gefühl des Wohlbefindens erfüllt sein. Ihre Atmung wird Sie dabei voll unterstützen. Meine Schüler machen diese Lockerungsübung oft vor den Stunden, um sich auf die Arbeit vorzubereiten.

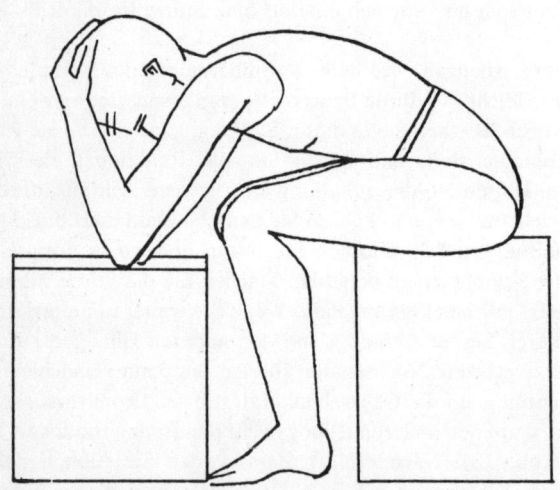

a

Abb. 18: Wie Sie sich nach vorne beugen können

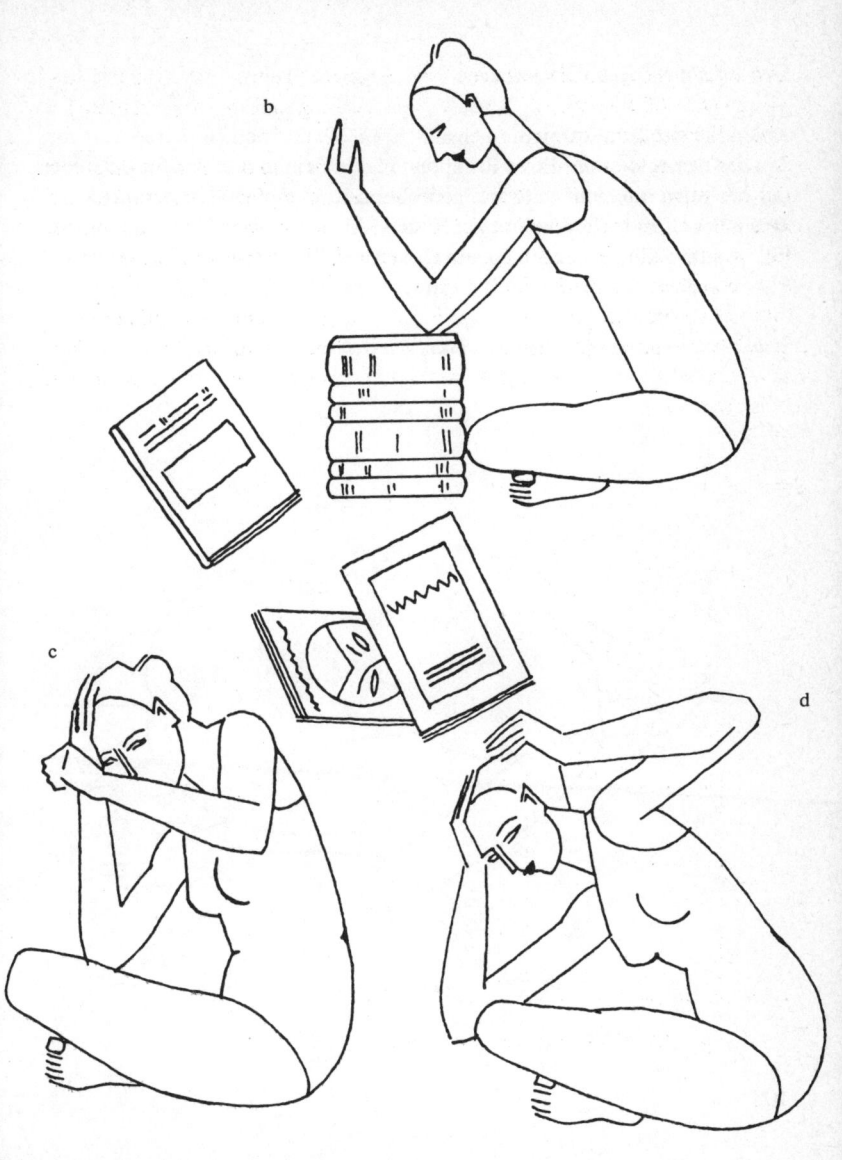

Sich im Knien nach vorne beugen

Knien Sie sich hin, setzen Sie sich auf Ihre Füße und neigen sich so weit vor, daß das ganze Gewicht Ihres Rumpfes auf den Beinen ruht und Sie entweder mit der Stirn oder mit seitwärts gedrehtem Kopf den Boden berühren; die Arme liegen zu beiden Seiten am Boden (Abb. 19). Wenn Sie nicht auf den Füßen sitzen können, legen Sie ein Kissen auf die Unterschenkel und setzen Sie sich darauf, um dieses Experiment durchzuführen. Beugen Sie sich

Abb. 19: Eine gute Stellung zum Ausruhen, von großem Nutzen für die Atmung

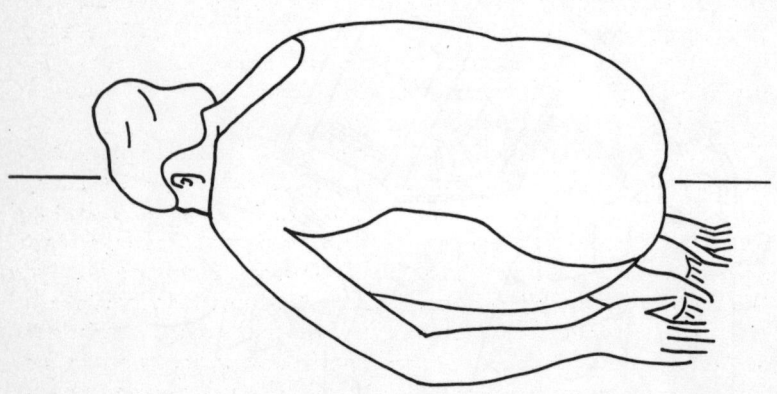

langsam vorwärts, bis Sie mit dem Rumpf auf Ihren Oberschenkeln liegen. Bleiben Sie für eine Weile in dieser Stellung und lassen Sie alle Reaktionen durchkommen, die diese Stellung in Ihrer Atmung hervorruft. Erheben Sie sich ganz langsam, setzen Sie sich wieder aufrecht hin und spüren Sie in sich hinein. Haben Sie sich verändert? Wie? Wie ist Ihr allgemeines Befinden? Sind Sie vielleicht weniger verspannt oder weniger schlaff? Wie fühlt sich Ihre Atmung an? Vergleichen Sie den Eindruck Ihres Befindens jetzt mit demjenigen, den Sie bei der ersten Überprüfung hatten, die Sie wie gewohnt vor Beginn der Atemarbeit durchführten. Nehmen Sie sich soviel Zeit wie Sie benötigen, um in sich hineinzuspüren und aller Veränderungen in Ihrem Befinden gewahr zu werden. Wo reagieren Sie noch nicht oder nicht genug? Wo und wie reagieren Sie am besten?

Wiederholen Sie dieses Experiment mehrere Male und versuchen Sie, sowohl in Ihrer Atmung als auch in Ihrem allgemeinen Zustand so viel Änderungen wie möglich zuzulassen.

Wenn es nötig ist, nehmen Sie selbstverständlich, wie schon früher während der anderen Haltungsexperimente, das Klopfen zu Hilfe. Knien Sie sich auf eine Decke, wenn Ihnen die Knie oder Füße weh tun.

Wenn Sie wollen, können Sie die Position Ihrer Arme verändern und sie nach vorne ausgestreckt auf den Boden legen anstatt seitlich.

Diese Stellung ist nicht nur zum Ausruhen geeignet – Ihr ganzer Körper kann sich dabei entspannen –, sondern auch von großem Nutzen für Ihre Atmung. Das Gefühl, den unteren Rücken ausgiebig zu beatmen, ist besonders befriedigend. Ihr Rumpf wird sich entspannen, strecken und weiten und jetzt mit viel größerer Elastizität Ihren Atembedürfnissen nachgeben können.

Die Menschen unterscheiden sich in bezug auf Elastizität und Versteifung so sehr, daß es unmöglich ist, zu sagen, mit welcher von diesen drei Stellungen Sie beginnen sollen. Probieren Sie jede ein paarmal aus, und dann arbeiten Sie mit der, die Ihnen am leichtesten fällt und die am ehesten Reaktionen auslöst.

Sobald Sie mit diesen drei Stellungen Erfahrungen gesammelt haben, können Sie sie auch für eine schnelle Erholung des Atems und Ihres allgemeinen Zustands benützen. Selbst wenn Sie das Experiment nur einmal und kurz machen, so erinnern Sie sich, daß Sie die notwendigen Veränderungen durchlassen sollen.

Sie werden den Unterschied in den Körperfunktionen sofort spüren. Sie werden weniger verspannt oder weniger schlaff sein, Ihre Lebensgeister werden erwachen und der Atem wird Sie mit seiner Fülle stützen.

19 Das Summ-Experiment

Die Töne für das Sprechen und Singen werden durch die ausströmende Luft in Verbindung mit der Tätigkeit der Stimmbänder erzeugt. Da die Ausatmung so entscheidend an der Lautbildung beteiligt ist, kann das Erzeugen von Tönen mit großem Nutzen auch für die Atemexperimente herangezogen werden. Ausatmungen benötigen bei gleichzeitigem Einsatz der Stimmbänder mehr Energie als lautlose Ausatmungen. Daher hilft die Verwendung von Tönen, den Atem zu kräftigen und ist daher gut geeignet, der Atemträgheit entgegenzuwirken. Bei allen diesen Experimenten mit Tönen stehen Ihnen zwei Kriterien zur Beurteilung der Qualität Ihrer Atmung zur Verfügung: Ihr Körpergefühl und Ihr Gehör.

Sie summen, indem Sie den Atemstrom durch die Nase entweichen lassen, dabei die Lippen geschlossen halten und einen stimmhaft summenden Laut erzeugen. Achten Sie darauf, den Laut nicht durch Drücken oder Pressen verlängern zu wollen, und machen Sie sich keine Gedanken über die Tonhöhe – jede Tonhöhe ist recht. Lassen Sie den Summton tönen, solange es geht. Versuchen Sie, ihn weder zu forcieren noch abzuschneiden. Spüren Sie in sich hinein, wenn Sie summen, und horchen Sie auf den Ton. Fühlen Sie sich wohl, wenn Sie summen? Entweicht bloß ein Quentchen Luft, das nur ein kurzes Summen ermöglicht? Wie lange können Sie summen, ohne Ihre Atmung forcieren zu müssen? Streben Sie einen langen, gleichmäßigen, vibrierenden »M«-Laut an. Erinnern Sie sich an den Don-Kosaken-Chor – er brachte perfekte Summtöne.

Später, wenn Sie mit Ihrem Summen zufrieden sind, können Sie versuchen, in verschiedenen Tonhöhen zu summen, in höheren und tieferen. Fühlen Sie, wo die Resonanz Ihrer Töne liegt. Fühlen Sie es mehr im Kopf oder mehr in der Brust?

Wenn Sie mit dem Summen einen Moment nach dem Beginn einer normalen Ausatmung einsetzen, wird es Ihnen leichter fallen, einen druck- und explosionslosen, steten und angenehmen »M«-Laut zu erzeugen. So werden Sie eine vibrierende Lautqualität viel schneller erzielen, als wenn Sie sofort zu Beginn der Ausatmung mit dem Summen anfangen würden.

Warten Sie nach jedem Summen den Effekt auf die Qualität der folgenden Atemzüge ab. Sie werden wahrscheinlich einige sehr tiefe und genußreiche Atemzüge erleben. Vielleicht müssen Sie auch öfters gähnen, ehe sich Ihr Atem wieder auf seine Normallage einreguliert hat. Diese »Normallage« wird jetzt unzweifelhaft besser sein als diejenige, deren Sie sich bei der anfänglichen Überprüfung bewußt wurden. Versuchen Sie, sich in die Reaktionen nicht einzumischen. Geben Sie ihnen ganz bewußt nach. Nehmen Sie sich Zeit und stürzen Sie sich nicht gleich in das nächste Summen hinein. Stattdessen gönnen Sie sich ein Weilchen Ruhe und lassen Sie die unterschiedliche Art der Atmung, die auf das Summen folgt, sich zuerst einspielen, bevor Sie einen neuen Reiz für Ihre Atmung setzen, indem Sie das Experiment wiederholen.

Töne zu erzeugen ist eine so angenehme Art der Arbeit, daß Sie dieses Experiment oft und lange durchführen werden. Je befriedigender Ihre Töne sind, um so voller wird Ihre Ausatmung und um so tiefer daher auch Ihre Einatmung. Das heißt natürlich, daß Sie eine ausgiebigere Art der Atmung erreicht haben.

Wenn Ihr Summen gleichmäßig, stark und vibrierend geworden ist, können Sie den Laut variieren, indem Sie Vokale mit dazunehmen. Beginnen Sie mit einem Summen, dann fügen Sie einen Vokal hinzu und lassen Ihren Atem tönen, solange er frei fließt. Wechseln Sie die Vokale: MA, ME, MI, MO, MU – es sind dies jeweils lange Vokale. Wenn Sie sich dem gewachsen fühlen, können Sie auch zwei oder mehr Vokale miteinander kombinieren und an das gesummte »M« anschließen: MUA, MUI, MUOA ... und so weiter. Sie können in vielfältiger Weise mit Tönen spielen.

Es ist wichtig, daß Sie weder forcieren noch drücken, sondern den Atem ganz frei fließen lassen. Beachten Sie, daß Sie mit einer beliebigen Tönhöhe anfangen und dann höhere und tiefere Lagen versuchen können.

Das Summen mit Vokalen macht nicht nur Spaß, sondern erlaubt Ihnen auch, Ihren Atem deutlich zu fühlen und zu hören, so daß Sie sich seiner Stärke oder Schwäche genau bewußt werden, wie auch aller schlechten Gewohnheiten, die Sie sich beim Gebrauch Ihrer Stimme angeeignet haben. Lehrer, Schauspieler, Sänger und Musiker haben von diesen Experimenten sehr großen Nutzen gezogen. Ihre normale Sprechstimme wird sich sehr verbessern. Die Stimmen werden im Verlauf der Experimente in der Regel voller, sie gewinnen an Resonanz, tragen besser und sind in ihrer Lage oft erheblich tiefer.

Vergnügen Sie sich gelegentlich damit, daß Sie einen Vokal summen, wenn Sie ein lautes Geräusch hören: einen donnernden Zug, ein Flugzeug zum Beispiel. Können Sie Ihre Stimme noch hören? Oder wurde sie vom Lärm völlig übertönt? Das ist eine gute Überprüfung Ihres Atemzustandes und es hilft Ihnen zu beurteilen, ob Sie wenig oder viel Energie haben.

20 Die Bewegungsexperimente

Im allgemeinen regen Bewegungen die Atmung an, wenn wir dem Atem erlauben, sich anzupassen, und wenn wir diese notwendige Anpassung an unsere Tätigkeit nicht stören. Unsere Atmung wird uns dann ganz von selbst unterstützen. Ich beziehe mich selbstverständlich auf die üblichen täglichen Verrichtungen. Besondere Aktivitäten, wie sie für bestimmte Berufe erforderlich sind, manche Sportarten, Möbel umräumen, Singen, Tanzen, Schauspieler sein, das Spielen von Blasinstrumenten, sind eine außerordentliche Herausforderung für die Atmung. Anstatt daß wir die Unterstützung des Atems benützen, stören wir ihn, sobald wir aktiv werden. Beobachten Sie einmal die Atmung von Menschen, wenn sie den Telefonhöhrer aufnehmen, wenn sie sich die Zähne putzen oder die Haare bürsten, wenn sie sich beugen oder wenn sie Treppen steigen.

Aber warum nur die anderen beobachten? Spüren Sie sich selbst einmal im Ablauf Ihrer Bewegungen. Sie werden erstaunt sein festzustellen, wie sehr Sie Ihre Atmung behindern, indem Sie den Atem zurückhalten, indem Sie ihn stauen, indem Sie ihn aktiv einziehen anstatt ihn frei einströmen zu lassen, um nur ein paar der vielen Möglichkeiten aufzuzählen, mit denen Sie Ihren Atem stören, wenn Sie sich bewegen. So berauben Sie sich selbst dessen, was die wirksamste Unterstützung für die Bewegung sein sollte. Nicht nur daß Sie an Unterstützung verlieren, Sie schaffen Hindernisse. Die verminderte Energiezufuhr als Folge mangelhafter Atmung macht aus Arbeit und Leben eine erschöpfende Fron. Und wie schön könnte das Leben sein!

Selbst die Absicht, sich zu bewegen, kann schon eine Störung der Atmung hervorrufen. Es ist erstaunlich, wie viele Menschen den Atem anhalten, bevor sie eine Bewegung beginnen. Es wird Ihnen mehr und mehr bewußt werden, daß Sie das auch tun, wenn Sie erst vertrauter mit Ihrer Atmung werden. Gerade in dem Moment, da Sie eine reichliche Sauerstoffzufuhr und eine entsprechende Ausscheidung von Kohlendioxid brauchen, ertappen Sie sich dabei, daß Sie den Vorgang stören – eine irritierende Erfahrung. Sobald Sie sich dieser Gewohnheit bewußt werden, spüren Sie, daß die meisten Bewegungen und Tätigkeiten, von einem anfänglichen Atemanhalten begleitet werden.

Wenn Sie sich dessen bewußt werden, wie Sie Ihre Atmung behindern sobald Sie nur eine Handlung überlegen oder kaum begonnen haben, wird Sie das wahrscheinlich bedrücken. Sich zu bewegen wird zu einer Anstrengung anstatt zu einem Vergnügen. Aber wenn Sie sich einmal der vielerlei Arten bewußt geworden sind, mit denen Sie Ihre Atmung stören können und es auch tun, und wie Sie sich selbst das Leben schwer machen, dann ist das der erste Schritt dazu, sich von diesen Störungen zu befreien. Erst wenn Sie bemerken, daß etwas nicht in Ordnung ist, können Sie etwas dagegen unternehmen. Die folgenden Experimente werden Ihnen zeigen, wie Bewegungen wohltuend anstatt erschöpfend auf Ihre Atmung einwirken können.

Im Sitzen oder Stehen den Arm strecken

Anmerkung zum Strecken: Im Gegensatz zu dem im 7. Kapitel beschriebenen Impuls zum Strecken benützt das folgende Experiment eine bewußte Streckung, eine, die Sie sich vornehmen, um die Atmung anzuregen.

Sitzen Sie mit den Händen im Schoß oder stehen Sie mit seitlich hängenden Armen. Bewegen Sie einen Arm nach oben. Heben Sie ihn nicht steif, sondern benutzen Sie alle Gelenke. Biegen Sie den Arm ab, bis die Hand auf Schulterhöhe ist, dann strecken Sie den Arm aus. Sie können für diese Bewegung jede beliebige Richtung wählen. Halten Sie einen Moment inne, wenn Ihr Arm seine volle Länge erreicht hat, und dann strecken Sie ihn sacht und verlängern ihn noch ein wenig mehr (Abb. 20).

Bewegen Sie sich langsam, die Streckung sollte sanft und nicht eine brüsk ausgeführte Bewegung sein. Um so eine leichte Streckung zu erzielen,

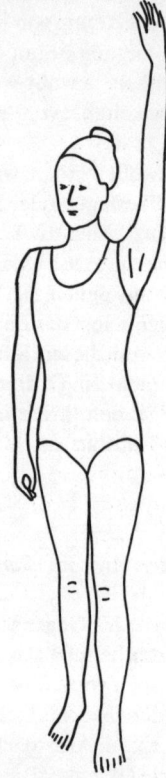

Abb. 20: Im Stehen den Arm strecken

nachdem Sie Ihren Arm ausgestreckt haben, machen Sie mit Ihren Fingern
eine grcifende Bewegung, als ob Sie etwas, das sich gerade außerhalb Ihrer
Reichweite befindet, ergreifen wollten. Strecken Sie sich nur für einen
Moment, dann entspannen Sie den Arm und legen Ihre Hand zurück in den

Schoß (oder an die Seite), indem Sie alle Gelenke in Anspruch nehmen. Dann lassen Sie den Arm ausruhen.

Geben Sie acht, daß Sie nicht die Schultern heben, versteifen oder überanstrengen, während Sie den Arm strecken. Vergewissern Sie sich, daß Sie die Reaktionen jedes einzelnen Gelenkes spüren, des Finger-, Hand-, Ellbogen- und Schultergelenks, und lassen Sie die Streckung Ihren ganzen Rumpf durchdringen.

Nicht unmittelbar, sondern allmählich wird Ihre Fähigkeit, auf die Streckung zu reagieren, zunehmen. Sie werden sich bis hinunter ins Becken stark beansprucht fühlen, wenn Sie sitzen, und bis in die Füße, wenn Sie stehen. Erlauben Sie Ihrem Körper und dem Atem, frei zu reagieren. Der Rumpf wird sich verlängern, Gähnen und tiefe Atemzüge werden folgen. Die allgemeine Tonusverbesserung Ihres Körpers, die Sie durch diese Streckungen erreichen, wird die vertiefte Atmung, die Sie inzwischen erlangt haben, unterstützen. Wenn Sie die Richtung Ihrer Bewegung ändern, können Sie auch die Richtung der Auswirkungen steuern.

Dieses Experiment ist so wirksam, daß es einen weitreichenden Einfluß auf Ihr tägliches Leben ausüben wird. Im Laufe des Tages gibt es viele Gelegenheiten, wo Sie sich strecken müssen, um etwas zu erreichen. Anstatt sich anzustrengen, werden Sie die Gelegenheit begrüßen und sich freuen, daß Sie sich bei sonst unliebsamen Aufgaben strecken und einen Gewinn daraus ziehen können, wie zum Beispiel beim Reinigen der Badewanne, dem Scheuern des Bodens oder wenn Sie eine Dose von einem hohen Regal herunterholen.

Im Liegen den Arm strecken

Auf dem Bauch liegend strecken Sie einen Arm schräg nach vorne aus (Abb. 21). Wenn sich diese Stellung als mühsam oder unbequem erweist, dann bewegen Sie den Arm weiter nach unten, wenn nötig bis auf Schulterhöhe herunter. Es ist wichtig, daß Sie in einer bequemen Stellung anfangen. Strecken Sie nun Ihren Arm in die Richtung, in der er liegt, indem Sie mit

Ihren Fingern über den Boden kriechen soweit Sie können, ohne sich anzustrengen. Greifen Sie den Boden mit den Fingerspitzen. Bleiben Sie für einen Moment in der Streckung, so daß Sie Zeit haben, ihr nachzugeben, lassen Sie die Dehnung zu und spüren Sie, wie Ihr Atem reagiert. Eine Möglichkeit, das zu erreichen ist, es sich in der gestreckten Lage bequem zu machen, indem Sie Ihren Körper in der Dehnung am Boden ruhen lassen. Schließlich lockern Sie den Griff der Finger, so daß Sie sich von der Streckung entspannen können. Ruhen Sie eine Weile und fühlen Sie, was für Veränderungen die Streckung in Ihrer Atmung und im gesamten Befinden des Körpers hervorgerufen hat. Geben Sie so lange nach, wie noch Veränderungen stattfinden. Dann ruhen Sie sich aus, damit sich die Änderungen »einordnen« können. Wenn Sie merken, daß sich Ihr Atem wieder beruhigt hat, sind Sie für einen weiteren Reiz aufnahmefähig und können sich wieder strecken.

Die Streckung kann dadurch variiert werden, daß Sie Ihren Arm weiter aufwärts auf den Boden legen, bis er schließlich ganz nahe am Kopf liegt. Sollte Ihr Arm oder irgendein anderer Körperteil schmerzen, so unterbrechen Sie das Strecken, beugen Sie den Arm im Ellbogen und bringen ihn zum

Abb. 21: Auf dem Bauch liegend den Arm strecken

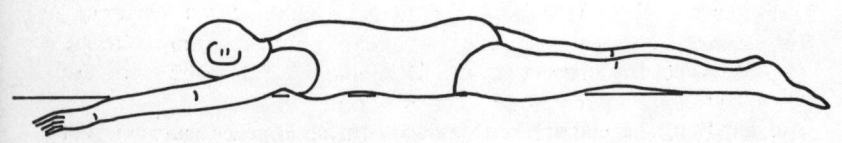

Körper herunter. Beklopfen Sie sich energisch, um die Beschwerden zu erleichtern. Wenige Menschen sind in der Halswirbelsäule so beweglich, daß sie mit seitwärts gedrehtem Kopf längere Zeit flach auf dem Bauch liegen könnten. Drehen Sie daher Ihren Kopf immer wieder auf die andere Seite, um eine Verspannung im Nacken zu vermeiden. Wenn nötig, reiben Sie den Nacken, um verspannte Muskeln zu lockern.

Anfangs sollten Sie mit diesem Streckexperiment nicht zu lange arbeiten. Ein paar Streckversuche sind vielleicht alles, was Sie zuerst verkraften können. Vor allen Dingen zwingen Sie sich nicht in eine unbequeme Stellung hinein, die Streckung sollte immer angenehm sein. Das Strecken wird sich, sobald Sie beweglich genug geworden sind, nicht nur gut *anfühlen*, sondern Ihnen auch gut *tun*. Ihre Atmung erfährt einen kräftigen Anreiz. Der gestreckte und geweitete Rumpf wird den volleren Atemzügen mit Leichtigkeit Raum geben. Diese Atemfülle wird längere Zeit hindurch anhalten.

Beine strecken

Legen Sie sich auf den Rücken, beide Beine in voller Länge auf dem Boden, oder, falls Ihnen das unbequem ist, ziehen Sie ein Bein an und setzen den Fuß nahe am Gesäß auf den Boden. Führen Sie nun die Bewegung mit der Ferse, wobei der Fuß im rechten Winkel steht, um einen Krampf zu vermeiden, und strecken Sie das am Boden liegende Bein langsam und sacht (Abb. 22).

Verharren Sie ein wenig in der Streckung und lassen Sie Ihren Körper und Ihre Atmung voll darauf reagieren. Nehmen Sie die Streckung sanft und langsam zurück und lassen Sie sich Zeit, damit die Auswirkungen des Streckens Sie ganz durchdringen können.

Vergewissern Sie sich, daß Ihre Hüfte während des Streckens gut verankert und flach auf dem Boden liegen bleibt. Mit anderen Worten, vergewissern Sie sich, daß Sie eine Verlängerung des Beins durch eine Hüftbewegung nicht mit einer wirklichen Streckung durch alle Gelenke hindurch verwechseln. Strecken Sie sich vorher mit dem Arm langsam und sanft und geben Sie nach, so daß sich die Streckung bis in den Rumpf hinein fortsetzen kann. Forcieren Sie die Bewegung nicht. Das Ziel ist nicht, sich besonders weit zu strecken, sondern auf die kleinsten ausgreifenden Bewegungen reagieren zu lernen. Diese Reaktionen können sich zuerst verzögern, später werden sie sofort durchkommen. Machen Sie die nächste Streckbewegung erst dann, wenn Sie sich genügend Zeit genommen haben, um selbst verzögerte Reaktionen durchzulassen, und nachdem Sie sich eine Weile ausgeruht haben, um diese Veränderungen in Körper und Atmung sich stabilisieren zu lassen. Zu den Veränderungen, die Sie erfahren, gehört vielleicht, daß Sie mit Ihrem ganzen Körper schwerer am Boden aufliegen, weiter eine Entspannung in den Gelenken und tiefere Aus- und Einatmungen. Ehe Sie Ihr anderes Bein strecken, machen Sie zum Vergleich eine Überprüfung. Spüren Sie, wie Ihre Atmung und der Gesamtzustand der Körperhälfte, mit der Sie arbeiteten, sich zur anderen Hälfte verhält.

Abb. 22: Auf dem Rücken liegend das Bein strecken

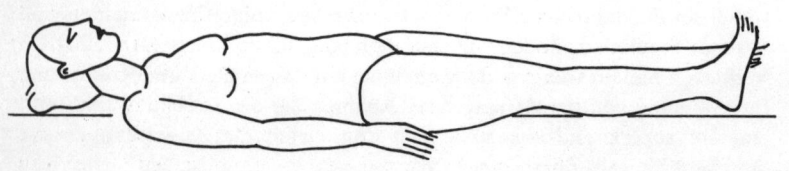

Die gleiche Art der Streckung können Sie auch durchführen, wenn Sie auf dem Bauch liegen. Strecken Sie ein Bein mit der Fußspitze voran leicht aus. Sollte Ihr Fuß nicht elastisch genug sein und zum Verkrampfen neigen, so strecken Sie sich mit abgewinkeltem Fuß und lassen die Fußsohle führen.

Wenn Sie einige Erfahrungen gemacht haben und stärkere Reize verkraften können, können Sie nicht nur einen, sondern beide Arme oder Beine strecken, und schließlich Arme und Beine gleichzeitig.

Sie werden entdecken, daß diese Streckbewegungen, die mit besonderer Aufmerksamkeit auf die Atemreaktionen durchgeführt werden, nicht nur ein großartiges Mittel zur Wiederherstellung Ihrer vollen Atemfunktionen sind, sondern auch ein Mittel, eine körperliche Verfassung aufzubauen, die es Ihnen ermöglicht, die tiefere Atmung zu bewahren. Sie werden erleben, daß Sie über reichliche Energie verfügen und daß Sie mit vielen Schwierigkeiten des täglichen Lebens ohne Streß fertig werden können.

Eine besondere Armbewegung

Legen Sie sich auf den Boden, auf die Seite, mit ausgestreckten oder leicht angewinkelten Beinen, wie es Ihnen am bequemsten ist. Vergewissern Sie sich, daß Rumpf und Becken in der Seitenlage genau ausbalanciert sind. Lehnen Sie sich weder nach vorne noch nach hinten, denn das könnte zur Folge haben, daß Sie sich entweder zusammenfallen lassen oder hinten- bzw. vornüberrollen. Wenn Sie die Balance halten müssen werden Sie nicht schlaff, auch wenn Sie sich im Verlauf des Experiments lockern. Stützen Sie sich mit der Hand des obenliegenden Arms auf, die Handfläche vor der Brust auf dem Boden, die Finger weisen auf Sie, der Arm ist gebeugt. Bewegen Sie den Arm mit dem Ellbogen in Richtung Ihres Kopfes und geben Sie dabei im Hand- und Schultergelenk gut nach (Abb. 23). Bleiben Sie einen Moment in dieser Stellung und lassen Sie dann den Arm wieder in die Ausgangsposition zurücksinken. Bewegen Sie sich mit äußerster Langsamkeit und mit der geringstmöglichen Anstrengung. Spüren Sie während und nach der Bewegung in sich hinein. Versuchen Sie, alle Reaktionen durchzulassen, ohne

Rücksicht auf ihre Reihenfolge oder Dauer. Vielleicht fühlen Sie zunächst den Impuls, Ihre Stellung am Boden zu verändern, indem Sie die Knie am Boden weiter aufwärts oder abwärts bewegen, oder den Brustkorb satter auf dem Boden ruhen lassen. Möglicherweise spüren Sie auf jede Bewegung eine unmittelbare Reaktion Ihres Atems, die Reaktionen können aber auch etwas verzögert durchkommen. Es ist nicht wichtig, welche Reaktionen zuerst und welche später durchkommen. Manche geschehen vielleicht zugleich.

Meistens jedoch werden Sie einen ungeheuren Aufruhr in Ihrer Atmung provozieren, wenn Sie dieses Experiment ausprobieren. Halten Sie dann inne und lassen Sie die Turbulenz an die Oberfläche kommen. Das kann in Form von Gähnen, Seufzen oder ausnehmend tiefen Atemzügen geschehen. Nachdem diese Phase abgeklungen ist, werden Sie spüren, wie Ihr Atem sich wieder in einen regelmäßigen, ausgeglichenen Rhythmus hineinfindet, ein Rhythmus, der, wie ich glaube, viel voller und befriedigender sein wird, als er vor dieser Armbewegung war. Nach einer Weile rollen Sie sich auf den Bauch oder den Rücken und machen eine Vergleichsprüfung, ehe Sie sich auf die andere Seite legen und mit dem Experiment fortfahren.

Nach Durchführung dieses Experimentes berichten mir die Schüler, daß sie das Gefühl hätten, der Atem ströme jetzt bis tief ins Kreuz hinab, ja sogar bis in Becken hinein.

Dieses Experiment wird Ihnen wieder einmal beweisen, daß nicht nur Ihr Atem sondern Ihr ganzer Körper von der Atemarbeit beeinflußt wird. Sie werden eine gesteigerte Blutzirkulation im ganzen Körper bemerken und

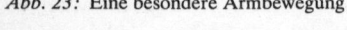

Abb. 23: Eine besondere Armbewegung

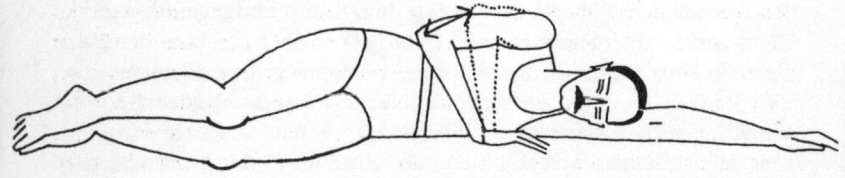

auch eine Veränderung des Muskeltonus. Machen Sie dieses Experiment, wenn Sie müde sind. Es ist ein einfacher und sicherer Weg, sich zu erholen und seine Energie wiederzugewinnen.

Wenn Sie die Phasen der Lockerung und des satten Sichhinlegens betonen, können Sie das Experiment auch anwenden, um besser einzuschlafen. Viele Schüler haben es, selbst unter widrigen Umständen, erfolgreich dazu benützt, sowohl zu Beginn der Nacht, als auch bei nächtlichem Aufwachen.

Eine besondere Beinbewegung

Legen Sie sich auf dem Boden gut ausbalanciert auf die Seite, mit angezogenen Knien, ein Bein auf dem anderen, und heben Sie ganz sacht das obere Knie etwas ab, aber nicht den Fuß (Abb. 24). Halten Sie das Knie einen Moment in dieser Position, dann lassen Sie es wieder sinken und auf dem anderen ruhen.

Bewegen Sie sich äußerst langsam und mit der geringstmöglichen Anstrengung. Spüren Sie während der Bewegung in sich hinein, welche Qualität Ihre Bewegung hat. Wie fühlt sie sich an? Wenn Sie sich so langsam bewegen, dann werden Sie vielleicht fühlen, daß Sie die Bewegung mit einem unabsichtlichen kleinen Ruck begannen, anstatt langsam, wie Sie es vorhatten. Sie werden sich vielleicht bewußt, daß die Bewegung eher ruckartig als stetig war und daß sie dann manchmal schlaff zusammenfiel. Offensichtlich sind dies Merkmale einer schlechten Art sich zu bewegen. Versuchen Sie, diese Bewegungsstörungen auszuschalten: streben Sie langsame, sanfte, stetige und fließende Bewegungen an, die Sie mit nicht mehr als dem angemessenen Aufwand an Kraft ausführen. Aber obwohl Ihre Bewegungen noch unvollkommen sind, werden Sie ihren stimulierenden Effekt auf die Atmung wahrnehmen, wie auch die Veränderung in Ihrem gesamten körperlichen Befinden. Es kann sein, daß Sie ausgiebig gähnen, erleichtert seufzen, tiefere Atemzüge holen und spüren, wie sich der Atem lebhaft im ganzen Rumpf ausbreitet, besonders auch in der Kreuzregion. Gleichzeitig fühlen Sie vielleicht den Impuls, Ihren Rumpf zu verlängern,

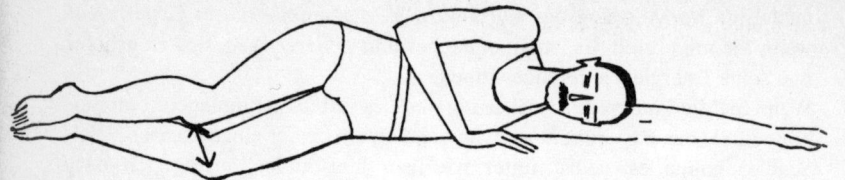

Abb. 24: Eine besondere Beinbewegung

indem Sie sich drehen und winden, so daß Sie dann satter am Boden ruhen. Bleiben Sie wach und reaktionsbereit, wenn Sie sich umgedreht haben und wiederholen Sie das Experiment auf der anderen Seite. Fühlen Sie, ob die Reaktionen hier ähnlich oder ganz anders als auf der anderen Seite sind.

Wenn Sie schon vorher wissen, daß eine Seite oder ein Bein in einer schlechteren Verfassung ist als das andere, dann arbeiten Sie damit zuerst. Später, wenn Sie auch mit Ihrer besseren Seite oder dem besseren Bein gearbeitet haben, kehren Sie wieder zu dem bedürftigen zurück, so daß Sie mit Ihren schwächeren Körperteilen länger arbeiten. So vermeiden Sie Überanstrengung, weil Sie jedes Bein nur für kürzere Zeit beanspruchen.

21 Das Bewußtseinsexperiment

Wenn Sie die bisher beschriebenen Experimente durchgeführt haben, dann haben Sie Körpergefühl entwickelt und Erfahrung darin erworben, es in der Atemarbeit anzuwenden. Sie haben ein Gefühl für Ihre Atmung entwickelt, das Sie jetzt befähigt, ein Atemexperiment zu versuchen, das dieses Gewahrsein ganz besonders voraussetzt und natürlich auch, daß Sie allen Veränderungen nachgeben. Das Bewußtseinsexperiment benötigt nicht wie die bisherigen Atemexperimente irgendwelche äußerlichen Maßnahmen wie Klopfen, Strecken, oder den Ton. Wenn Sie das Bewußtseinsexperiment machen, dann sind Sie völlig unabhängig vom Ort, von Ihrer Körperhaltung oder einer sichtbaren Tätigkeit. Nur Ihr Atem zählt; das Ziel ist, daß Sie ihm bewußt erlauben, sich in jeder notwendigen Weise zu verändern. Für mich persönlich ist das Bewußtseinsexperiment der Gipfel der Atemarbeit.

Um dieses Experiment erfolgreich durchzuarbeiten, sollten Sie jedesmal eine lange Arbeitszeit einplanen und Sie sollten sich auch für jede der drei Phasen viel Zeit lassen.

Ehe Sie beginnen, vergessen Sie nicht die Überprüfung, so daß Sie den Zustand Ihres Atems zu Beginn und am Ende Ihrer Arbeitssitzung vergleichen können.

Es gibt in diesem Experiment drei Phasen, die den drei Phasen der Atmung entsprechen. Sie können Ihr Bewußtsein auf die Ausatmung, die Einatmung und auf die Pause dazwischen richten.

Die erste Phase ist, Ihre *Ausatmung* zu fühlen. Welche Stellung Sie einnehmen, ist unwichtig, vorausgesetzt, sie ist angenehm. Arbeiten Sie in vielen verschiedenen Haltungen, sitzend, liegend oder in Bewegung. Ihre Aufgabe ist es, sich Ihrer Ausatmung bewußt zu werden, ohne sie zu stören. Spüren Sie ihr immer wieder nach und akzeptieren Sie, was an Empfindungen in Ihr Bewußtsein dringt. Am Anfang fühlen Sie vielleicht nichts

Besonderes, oder aber sie merken nur, daß Sie Ihre gewohnheitsmäßige Art zu atmen stören, sobald Sie auf Ihre Ausatmung zu achten versuchen. Seien Sie geduldig, versuchen Sie noch eine und noch eine Ausatmung zu fühlen. Allmählich werden Sie sich verschiedener Eigenschaften in Ihrer Ausatmung bewußt werden. Da jeder von uns seine Atmung in anderer Weise stört, kann ich Ihnen unmöglich voraussagen, was Sie für Ihre Person an Ihrer Atmung entdecken werden. Ich kann Sie nur dazu ermuntern, allen Empfindungen gegenüber, die Sie fühlen mögen, offen zu bleiben und sich so viel Zeit zu lassen, wie Sie brauchen, um alle Empfindungen in Ihr Bewußtsein dringen zu lassen.

Es gibt ein paar hilfreiche Fragen, die Sie sich während des Experiments stellen können: »Geschehen meine Ausatmungen von selbst, oder störe ich den Prozeß?« – »Mische ich mich in das Ausströmen der Luft ein, halte ich sie zurück oder stoße ich Luft aus?« Oft verhalten Sie sich so, als trauten Sie Ihrem eigenen Atem nicht recht zu, von selber eine ausreichende Ausatmung zustande zu bringen. »Störe ich meine Atmung, indem ich die Ausatmung beschleunige, presse, oder die Luft nur in Stößen herauslasse?« Die Art und Weise, wie wir stören, ist jedesmal verschieden, sie wechselt dauernd. Sobald Sie ein genaueres Bewußtsein von einer oder mehreren Möglichkeiten, wie Sie Ihren Atem stören, gewonnen haben, versuchen Sie, mit jeder folgenden Ausatmung etwas weniger zu stören. Ganz allmählich werden Sie merken, daß Ihre Ausatmungen immer mehr von selber durchkommen. Da Sie sich nur nach und nach der Weisen bewußt werden, wie Sie Ihre Atmung stören, ist das ein langer, aber auch ein sehr lohnender Prozeß. Selbst die leiseste Verbesserung wird Ihnen Erleichterung verschaffen.

Als nächstes fragen Sie sich, ob Sie Ihren Ausatmungen die volle Zeit zugestehen, die sie brauchen. »Dauern meine Ausatmungen so lange, wie sie sollten?« Sie werden feststellen, daß das kaum je der Fall ist. Wahrscheinlich verkürzen Sie sie, und das aus gutem Grund - vielleicht ist Ihr Terminplan gedrängt voll oder Sie stehen unter starkem emotionellem Druck. Wenn Sie fühlen, daß Sie Ihre Ausatmungen zu einem rascheren Ende bringen als es von selber geschehen würde, dann versuchen Sie, die Ausatmung von selber zu Ende gehen zu lassen. Sie werden lange dazu brauchen, solche Störungen ganz los zu werden. Versuchen Sie, sich aller Möglichkeiten, wie Sie Ihre Atmung stören, bewußt zu werden, damit sie bewußt »passiv« werden können. Auf diese Art wird Ihre Ausatmung weniger willkürlich und mehr autonom gesteuert. Natürlich werden Sie bei einigen Atemzügen mehr Erfolg haben, bei anderen weniger. Sie entdecken vielleicht, daß Ihnen diese Einmischung zur Gewohnheit wurde. Alle Arten von unerwarteten Eigenheiten, die diese Gewohnheiten ausmachen, werden in Ihr Bewußtsein vordringen. Wenn Sie sich jedoch nur ein bißchen weniger einmischen, so wird das einen beruhigenden Effekt haben und Sie werden sich besser fühlen.

Die zweite Phase des Bewußtseinsexperimentes ist, sich Ihrer *Einatmung* bewußt zu werden. Wieder werden Sie mit dem Problem der Störung des Atems zu tun haben, diesmal der Einatmung, sobald Sie versuchen, sich ihrer bewußt zu werden. Die vorangegangene Erfahrung mit Ihrer Ausatmung wird es Ihnen zweifelsohne leichter machen, dieses Bewußtsein zu erlangen und die Störungen schneller zu überwinden. Fragen Sie sich, wie Ihre Einatmungen vor sich gehen. Strömen sie von selbst oder helfen sie nach? Beschneiden Sie ihre Länge willkürlich, wenn auch unabsichtlich, ehe alle benötigte Luft einströmen konnte? Einatmungen sollten vollkommen unwillkürlich erfolgen (»als Geschenk der Götter«, wie ich es nenne). Eine aktive Hilfe Ihrerseits ist eine Einmischung in diesen Prozeß. Nehmen Sie sich soviel Zeit, wie Sie brauchen, um sich bewußt zu werden, auf welche besondere Art und Weise Sie selbst Ihre Einatmung stören. Allmählich werden Sie ein Gefühl großer Erleichterung und Befriedigung erleben, wenn Ihre Einatmungen mehr und mehr von selber und mit weniger Hilfe Ihrerseits geschehen.

Die dritte Phase des Bewußtseinsexperiments befaßt sich mit der *Atempause*. Zuerst spüren Sie Ihren Ausatmungen nach. Und dann versuchen Sie, den Wechsel von der Ausatmung zur Einatmung zu erfassen. Spüren Sie, ob und wie Sie sich in diesen Prozeß einmischen. Versuchen Sie, wahrzunehmen, was Sie tun, wenn Sie sich in die Selbstregulierung dieses Übergangs einmischen. Sie kommen vielleicht darauf, daß Sie Ihren Atem forcieren anstatt ihn spontan kommen zu lassen. Vielleicht beeilen Sie sich und verkürzen dadurch die Dauer des Ausatmens, und erzwingen eine Einatmung, ehe sie fällig ist. In diesem Fall beginnt die Einatmung willkürlich und zu früh, und die Pause zwischen Aus- und Einatmung, diese ruhespendende und zugleich vorbereitende Zeitspanne wird verkürzt. Wenn Sie diesen Übergang weniger stören, werden Sie die erfreuliche Erfahrung machen, daß Sie diese Ruhepause als eine Welle erleben, die »sich überschlägt«, wie meine Schüler diese Empfindung beschreiben. Um einen befriedigenden Atemrhythmus zu erzielen, ist es wesentlich, die volle Länge der Atempause, obwohl sie nur von kurzer Dauer ist, zuzulassen.

Die bewußte Erfahrung des Rhythmus, der Stetigkeit und Wirksamkeit, mit der unsere Atmung strömt, ist ein wundervolles, zutiefst befriedigendes Erlebnis. Von allen Experimenten wird Ihnen das Bewußtseinsexperiment wahrscheinlich die größte Befriedigung verschaffen. Die Tatsache, daß Sie keinen aktiven Reiz setzen, sondern sich lediglich auf die Fähigkeit Ihres Atems, sich selbst zu erholen, verlassen, wird Sie mit Vertrauen zu Ihrem Atem erfüllen. Ein Gefühl großer Erleichterung kommt mit der Erfahrung, daß der Atem für sich selber sorgt. Sie werden eine Leichtigkeit und Fülle in Ihrem Atem erleben, wie Sie sie früher noch nie fühlten, ausgenommen vielleicht in ein paar seltenen Augenblicken. Sie werden diese Qualität Ihres Atems außerordentlich genießen. Am Ende einer Arbeitssitzung werden Sie das Gefühl äußersten körperlichen Wohlbefindens, der Ruhe und des Friedens haben. Ihre Einstellung gegenüber persönlichen Konflikten wird sich ändern, Sie werden sich stark genug fühlen, sie zu konfrontieren und sie zu lösen versuchen. Und schließlich werden Sie, vor lauter neuen Ideen überfließend, sich auch im Vollbesitz der Energien fühlen, sie weiter zu verfolgen, und gut gerüstet sein, um es mit allen Schwierigkeiten aufzunehmen, die Ihnen begegnen.

22 Hilfen für Notfälle

Es gibt sicher körperliche Tätigkeiten in Ihrem Tagesablauf, die Sie lieber vermeiden möchten, weil Sie sie als langweilig oder mühsam ansehen. Das rührt hauptsächlich daher, daß Sie sie ohne entsprechende Unterstützung durch Ihren Atem durchführen. Von Zeit zu Zeit werden Sie wahrscheinlich auch von emotionellen Konflikten geplagt. Alle Hindernisse, seien es nun körperliche oder seelische Belastungen, stören Ihre Atmung. Jede Verkürzung Ihres Atems wird Sie behindern, wenn Sie eine Aufgabe zu erledigen haben oder ein Problem lösen wollen. Wenn die Umstände sehr kritisch werden, neigt man dazu, seine Erfahrungen überhaupt zu vergessen – einschließlich der Atemarbeit – die einem helfen könnten, sich selbst zu helfen. Benützen Sie dieses Kapitel »Hilfen für Notfälle«, um sich zu erinnern, was Sie mit der Atemarbeit zu tun imstande sind, um körperliche Anstrengungen besser auszuhalten und emotionelle Konflikte erträglicher zu gestalten. Sie werden entdecken, daß Ihnen, sobald Sie Ihre Fähigkeit einsetzen, sich bewußt zu werden, ob Ihre Atmung Sie unterstützt oder behindert, auch eine Möglichkeit einfallen wird, sich selbst zu helfen.

Außer Atem geraten: Dies kann durch physische Anstrengungen, wie Laufen, Treppen steigen, bergauf Gehen, oder durch emotionelle Belastungen entstehen. Wenn Sie Ihre Ausatmungen betonen, werden Sie sich rasch erholen. Öffnen Sie Ihren Mund und hauchen Sie in die Luft aus (siehe 15. Kapitel).

Schwindel: Schwindel kann durch Bücken oder Sich-Aufrichten verursacht werden. Eine Krankheitsursache ausgenommen, überkommt Sie der Schwindel nur, wenn Sie während der Bewegung den Atem anhalten oder ihn pressen. Vergewissern Sie sich, daß sie den Atem *nicht* anhalten. Als Vorsichtsmaßnahme lassen Sie den Atem mit einem Laut ausströmen:

»PFFFF« oder »HA« (siehe 15. Kapitel) oder scharfes »S« (siehe 14. Kapitel). Wenn Sie keinen Laut hören, bringt Ihnen dies unmittelbar zu Bewußtsein, daß Sie den Atem anhalten, und erinnert Sie daran, frei fließen zu lassen.

Herzklopfen: Es wird durch schlechte Atemgewohnheiten verursacht. Sie können durch verlängerte Ausatmungen das Herzklopfen überwinden. Alle paar Atemzüge machen Sie Ihren Mund während einer Ausatmung weit auf und lassen den Atem so frei als möglich ausströmen (siehe 13. Kapitel, »Das Experiment mit dem offenen Mund«).

Frösteln: Regen Sie Ihre Atmung durch Klopfen (siehe 12. Kapitel) oder durch Ausatmen auf »S« an (siehe 14. Kapitel). Sobald Ihre Atmung tiefer wird, wird sich die Blutzirkulation verbessern und Sie werden sich ganz durchwärmt fühlen.

Hitzebeschwerden: Sachte Atemarbeit hat sich als höchst erfolgreiches Mittel herausgestellt, um sich während einer Hitzewelle wohl zu fühlen. Versuchen Sie das Strohhalm-Experiment (siehe 11. Kapitel). Ausatmen durch den offenen Mund (siehe 13. Kapitel) ist ebenfalls anzuraten. Führen Sie jedes Experiment zehn oder fünfzehn Minuten lang durch und Sie werden das Gefühl haben, die Hitzewelle sei vorüber.

Überspannung und Schlaffheit: Pendeln Sie sich mit Hilfe der Atemarbeit auf einen normalen Tonus ein. Die Ausatmung durch einen Strohhalm (siehe 11. Kapitel), das Hauchen auf Ihre Hand (siehe 15. Kapitel), oder mit dem Kopf am Boden knien (siehe 18. Kapitel) helfen am besten, um der Überspannung beizukommen. Klopfen (siehe 12. Kapitel) oder Ausatmung auf »S« (siehe 14. Kapitel) sind am besten dazu geeignet, um die Schlaffheit zu überwinden und Ihre Energie aufzufüllen.

Geburt: Die Hilfe, die der Atem hier geben kann, wird jetzt allgemein anerkannt und in verschiedenen Büchern über natürliche Geburt ausführlich belegt.

Erholung von einer Anästhesie: Wenn Ihnen schlecht ist, wenden Sie das Hauchen (siehe 15. Kapitel) oder die Ausatmung mit offenem Mund an (siehe 13. Kapitel). Auch die Ausatmung auf »S« hat sich als nützlich erwiesen.

Mangel an Ausdauer und langsame Erholung von Anstrengungen: Das sind Merkmale einer mangelhaften Atmung. Vergewissern Sie sich, daß Ihr Atem frei fließt, daß Sie ihn nicht anhalten oder behindern, sei es nun während oder nach körperlichen Tätigkeiten oder emotionellen Schwierigkeiten. Das ist der Schlüssel zu einer fast grenzenlosen Vitalität, die es Ihnen ermöglicht, erfolgreich mit allen Schwierigkeiten fertigzuwerden. Wählen Sie ein Atemexperiment aus, auf das Sie besonders gut reagieren. Betonen Sie die Ausatmung.

Schlafmangel: Schlafmangel können Sie dadurch ausgleichen, daß Sie Ihre Atmung vertiefen. In kurzer Zeit können Sie, da Sie ja jetzt in der Atemarbeit schon erfahren sind, den nötigen Gasaustausch bewirken und sich reichlich mit Sauerstoff versorgen. Sie sind dann in der Lage, stundenlang hellwach und mühelos zu arbeiten. Versuchen Sie das Klopfen (siehe 12. Kapitel), die Ausatmung durch den Strohhalm (siehe 11. Kapitel), die Ausatmung auf »S« (siehe 14. Kapitel) oder die Streckung (siehe 20. Kapitel).

Einschlafschwierigkeiten: Nehmen Sie Ihre bevorzugte Schlafhaltung ein und öffnen Sie Ihren Mund beim Ausatmen ganz wenig.* Machen Sie das eine Reihe von Atemzügen lang. Lassen Sie die Luft frei ausströmen und forcieren Sie nichts. Nachdem Sie einige tiefe Atemzüge genommen haben, wird Ihr Atem regelmäßig und leicht fließen. Und das wird Ihnen den ersehnten Schlaf bringen. Oder wenden Sie die spezielle Beinbewegung an (siehe 20. Kapitel). Wenn Sie das tun, so betonen Sie die Phase der Entspannung und des Sich-Niederlassens.

See- und Luftkrankheit: Beide können solange vermieden werden, wie Ihr Atem ungehindert fließen kann und nicht angehalten oder unregelmäßig wird. Konzentrieren Sie sich bewußt auf die Ausatmungen und vergewissern Sie sich, daß sie nicht unterdrückt werden. Wenn Ihr Atem rhythmisch aus- und einströmt, ist es Ihnen unmöglich, den Magen einzuziehen und ihn und sich zu verkrampfen – einer der Hauptgründe für Übelkeit und Schwindel. Benützen Sie die Ausatmung auf »S« (siehe 14. Kapitel) oder das Summen

* Das ist eine Abwandlung des Experimentes mit dem offenen Mund (siehe 13. Kapitel).

(siehe 19. Kapitel). Beide Laute brauchen nur ganz leise zu sein, damit Sie keine Aufmerksamkeit erregen.

Gleichgewicht: Das Gleichgewicht im Stehen, Gehen oder in den vielen extremen Haltungen der Tänzer mühelos zu halten, ist nur dann möglich, wenn der Atem ungestört bleibt. Öffnen Sie hin und wieder die Lippen, um den Atem ausströmen zu lassen. Öffnen Sie sie ganz wenig, so wenig, daß es kaum bemerkbar wird (siehe 13. Kapitel). Damit erzielen Sie ein Gleichmaß der Atmung, des wiederum Ihr Gleichgewicht unterstützt. Oder wenden Sie das Summen an (siehe 19. Kapitel).

Pakete tragen: Wenn Sie Ihre Atmung stören, wird es Ihnen schwerfallen, schwere oder sperrige Pakete zu tragen, deren Gewicht oder Größe Ihre gewohnte Art zu stehen oder zu gehen behindert. Wenn Sie den Atem frei und gleichmäßig fließen lassen, wird Ihnen das die Bürde erleichtern und eine Überanstrengung verhindern. Zischen Sie (siehe 14. Kapitel), summen Sie immer wieder (siehe 19. Kapitel) oder atmen Sie durch den offenen Mund aus (siehe 13. Kapitel), damit Ihr Atem stetig und wirkungsvoll fließen kann.

Schwere Gegenstände schieben oder heben: Das sind die einzigen Tätigkeiten, bei denen es von Vorteil ist, den Atem anzuhalten. Halten Sie zuerst den Atem an und dann schieben oder heben Sie mit angehaltenem Atem. Lassen Sie sich zwischendurch Zeit, damit der Atem sich beruhigen kann. Die Muskeln, die dabei die Hauptarbeit tun müssen, brauchen ein solides Fundament, Ihren Brustkorb, um wirksam arbeiten zu können.

Rauchen und zuviel essen: Wenn Sie aufhören möchten zu rauchen, aber einen Drang zum Rauchen verspüren – den Sie um so weniger spüren werden, je mehr Sie sich Ihres Atems erfreuen – dann machen Sie ihr bevorzugtes Atemexperiment. Wenn Sie nicht allein sind und das Strohhalm-Experiment machen möchten, wird der Zigarettenhalter als Ersatz für den Strohhalm Ihre Tätigkeit kaschieren. Wenn die Sucht zu essen Sie zu häufig verführt, dann machen Sie ebenfalls ein Atemexperiment. Meine Schüler erzählen mir, daß es nur drei bis fünf Minuten dauert, bis sie das Verlangen nach Essen überwinden. Obwohl jedes Experiment helfen würde, ist es am besten, eines zu benutzen, das besonders den Mund beansprucht, wie das Strohhalm-Experiment (siehe 11. Kapitel), das Experiment mit dem offenen Mund (siehe 13. Kapitel) oder das Experiment mit dem scharfen »S« (siehe 14. Kapitel).

Kopfweh: Es verschwindet vielfach bei der Atemarbeit. Jedes der sanften Experimente ist gut geeignet: das Experiment mit dem Strohhalm (siehe 11. Kapitel), das Experiment mit dem offenen Mund (siehe 13. Kapitel) und das Experiment des Hautfaltens (siehe 16. Kapitel).

Depression: Sie tritt im Verein mit einer flachen und schwächlichen Atmung auf. Sobald es Ihnen gelingt, die Atmung anzuregen, wird sich Ihre Stimmung ändern. Versuchen Sie das Klopfen (siehe 12. Kapitel), die Druck-Experimente, besonders den Druck auf das Brustbein (siehe 17. Kapitel) und die Ausatmung auf »S« (siehe 14. Kapitel).

Übererregung: Sogenannte Nervosität und allgemeine Ruhelosigkeit werden immer von einer zu schnellen und zu oberflächlichen Art des Atmens begleitet, sowie auch von Ungleichmäßigkeiten im Atemrhythmus. Wenn Sie die Ausatmung verlängern, wird Ihre Atmung langsamer und tiefer werden. Ihre emotionelle Belastung wird zugleich mit der Entspannung des Atems abklingen. Das Strohhalm-Experiment (siehe 11. Kapitel), das einen sehr beruhigenden Effekt hat, ist besonders gut geeignet. Machen Sie auch das Hauchen auf die Handfläche (siehe 15. Kapitel) und das Experiment mit dem offenen Mund (siehe 13. Kapitel).

Lampenfieber: Lampenfieber kann Sie nur solange überwältigen, wie Sie eine gestörte Atmung zulassen. Überprüfen Sie Ihre Atmung (siehe 10. Kapitel) und wählen Sie Ihr bevorzugtes Atemexperiment, das geeignetste, um Ihre momentane Verstörung zu überwinden. Sobald Ihr Atem wieder frei und rhythmisch fließt, wird Ihr Lampenfieber verschwinden. Sie werden im Vollbesitz Ihrer Kräfte und für den Auftritt bereit sein.

Nervosität der Künstler beim Warten zwischen den Auftritten: Anstatt sich aufzuregen und zu beunruhigen, nutzen Sie die Zeit für Atemarbeit. Jedes Experiment hilft. *Auf der Bühne:* Öffnen Sie Ihre Lippen ganz leicht und unauffällig und lassen Sie die Luft so frei als möglich ohne nachzuhelfen ausströmen – eine Variation der Ausatmung durch den offenen Mund (siehe 13. Kapitel) – oder atmen Sie ganz leise auf HA aus, wie beim Hauchen auf die Handfläche (siehe 15. Kapitel). *Hinter der Bühne:* Hier können Sie alle Experimente durchführen, die Ihrer Erfahrung nach Ihren Atem vertiefen und befreien. Da sich Ihre Atmung von selber erholt, sobald Sie ihr einen Anreiz gegeben haben, werden Sie von Ihrem Auftritt nicht abgelenkt werden.

Konzentrationsschwierigkeiten und schlechtes Gedächtnis: Die Atemexperimente erfordern volle Konzentration. Sie zwingen Sie, sich zu konzentrieren, und üben Ihren Geist darin, nicht abzuirren. Die Erfahrungen, die Sie in konzentriertem Zustand machen, werden besser erinnert, als diejenigen, die Sie haben, wenn Ihre Gedanken herumirren. Einmal durch die Atemarbeit erworben kann die Fähigkeit, sich zu konzentrieren, wann und wo immer es nötig ist, eingesetzt werden.

Hemmung der Kreativität: In einem Zustand zurückgehaltenen oder gestörten, unregelmäßigen oder unbefriedigenden Atems fließen die Ideen nur spärlich und Ihre Produktivität wird sich am Tiefpunkt befinden. Für jedes Unternehmen, sei es in den Künsten, im Geschäft, oder in persönlichen Beziehungen, wird Ihre Spontaneität blockiert sein. Sie kehrt zurück, sobald Ihre Atmung ohne Behinderung fließen kann. Wählen Sie das Atemexperiment, das Ihnen am meisten zusagt.

Nachwort

Ich möchte noch eine letzte Anregung geben. Jetzt, nachdem Sie das Buch durchgelesen und die Experimente ausprobiert haben, lesen Sie bitte den ganzen Text wieder und wieder. Wenn Sie mit der Arbeit fortfahren, werden die Worte allmählich einen neuen Sinn erhalten, einen anderen als den, den Sie als Anfänger verstehen konnten. Was auf den ersten Blick vielleicht unwichtig erschien, kann später große Bedeutung gewinnen. Sie haben meinen Rat möglicherweise sogar falsch verstanden und ein Experiment unrichtig durchgeführt.

Und zum Schluß möchte ich, so gut ich es vermag, die Frage beantworten, die Sie sich wahrscheinlich gestellt haben: »Wie werde ich mich dann fühlen, wenn sich meine Atmung zum Besseren verändert hat?« Ich müßte Dichterin und nicht Lehrerin sein, um diese Frage recht zu beantworten. Statt dessen möchte ich eine Schülerin von mir zitieren, die, als sie gefragt wurde, wie sich ihre Atemveränderung anfühlte, erklärte: »Es war wie ein Vorgeschmack aufs Paradies«. Ich hoffe, daß Sie durch Ihre eigene Arbeit viele gleich erfreuliche Erfahrungen machen werden.

Dank

Zunächst möchte ich den vielen Schülern danken, die mir die Jahre hindurch ihr Vertrauen schenkten und damit die Gelegenheit gaben die Atemarbeit zu erforschen.

Peter Workman bin ich dafür dankbar, daß er mich zum Schreiben verleitete, und Roberta Ashley, daß sie mir beim Anfangen half. Besonderen Dank sage ich meinen Schülerinnen und Freundinnen Andora Hodgin und Cathleen McCaffrey für ihre genaue Überprüfung der englischen Sprache einer auswärts Geborenen.

Vielen Dank auch meiner Freundin Kimberley und den beiden Künstlern, die dieses Buch bebilderten, Bonnie Freer machte die Aufnahmen und Albert Elia die Skizzen.

Ich danke auch Elisabeth Jakab, meiner Herausgeberin bei Harper & Row, für Ihre Hilfe.

Und nicht zuletzt danke ich meinem Mann dafür, daß er rücksichtsvoll auf so viele Stunden verzichtete, die wir hätten gemeinsam verbringen können, und es mir so ermöglichte, dieses Buch zu schreiben.

Register

Lebenskunst im Taschenbuch: mvg-Paperbacks

Biorhythmik
Die biologische Erfolgsuhr
Appel, Walter A.
6. überarb. Aufl., 159 Seiten, Paperb.
ISBN 3-478-02535-8

Fitness für den Geist
Arnold, Günter
2. Auflage, 160 Seiten, Paperback
ISBN 3-478-02020-4

Homöopathie im Alltag
Wie wir unser gesundes Gleichgewicht finden
Aubin, Michel und Picard, Philippe
224 Seiten, Paperback
ISBN 3-478-02150-2

Ihr Wunschgewicht ist erreichbar
Der psychologische Trick zur Verhaltensänderung
Berg, Karin
112 Seiten, Paperback
ISBN 3-478-02070-0

Wie ich mich und andere aktiviere
Bierach, Alfred
2. Auflage, 160 Seiten, Paperback
ISBN 3-478-02382-3

Die Kunst, als Frau allein zu leben
Biesterfeld, Edda
230 Seiten, Paperback
ISBN 3-478-02790-X

Psycho-Fahrplan
Die wichtigsten Methoden zur Überwindung psychologischer Probleme
Binder, Virginia und Arnold/Rimland, Bernard
2. Auflage, 288 Seiten, Paperback
ISBN 3-478-02582-6

Freude durch Streß
Birkenbihl, Vera F.
5. Auflage, 160 Seiten, Paperback
ISBN 3-478-02544-3

Kommunikationstraining
Zwischenmenschliche Beziehungen erfolgreich gestalten
Birkenbihl, Vera F.
7. Auflage, 315 Seiten, Paperback
ISBN 3-478-03040-4

Psycho-logisch richtig verhandeln
Professionelle Verhandlungstechniken mit Experimenten und Übungen
Birkenbihl, Vera F.
4. Auflage, 217 Seiten, Paperback
ISBN 3-478-03050-1

Selbstwert- und Erfolgstraining
Birkenbihl, Vera F.
ca. 190 Seiten, Paperback
ISBN 3-478-03150-8

Signale des Körpers
Körpersprache verstehen
Birkenbihl, Vera F.
2. Auflage, 264 Seiten, Paperback
ISBN 3-478-02282-7

Zahlen bestimmen Dein Leben
Numerologie – die neue Wissenschaft zur Selbsterkenntnis
Birkenbihl, Vera F.
2. Auflage, 144 Seiten, Paperback
ISBN 3-478-02712-8

Erfolg liegt auf der Hand
Chirologie und Beruf
Butler, René
179 Seiten, Paperback
ISBN 3-478-02900-7

Wir verstehen uns
Harmonie in der Familie
Carnes, Patrick J.
162 Seiten, Paperback
ISBN 3-478-03090-0

Konflikte und Aggressionen bewältigen
Ceh, Johann
196 Seiten, Paperback
ISBN 3-478-02290-8

Mehr sein – alles erreichen
Ein Aktionsprogramm für den persönlichen Erfolg
Cerney, J. V.
160 Seiten, Paperback
ISBN 3-478-02340-8

Einfluß
Wie und warum sich Menschen überzeugen lassen
Cialdini, Robert B.
300 Seiten, Paperback
ISBN 3-478-03080-3

So schafft man mehr in weniger Zeit
Cooper, Joseph D.
3. Auflage, 315 Seiten, Paperback
ISBN 3-478-02573-7

Menschen durchschauen und richtig behandeln
Psychologie für Beruf und Familie
Correll, Werner
8. Auflage, 288 Seiten, Paperback
ISBN 3-478-02527-3

Verstehen und lernen
Grundlagen der Verhaltenspsychologie
Correll, Werner
320 Seiten, Paperback
ISBN 3-478-03070-6

Positives Denken gezielt einsetzen und sein Leben verändern
Das Positiv-System
Czierwitzki, Manfred
ca. 120 Seiten, Paperback
ISBN 3-478-3120-6

Überzeugen – nicht verführen
Die Kunst, Menschen zu beeinflussen
Dichter, Ernest
2. Auflage, 284 Seiten, Paperback
ISBN 3-478-02742-X

Führen Sie in Ihrem Leben selbst Regie
Manipulationsversuche erkennen und sofort kontern
4. Auflage, 288 Seiten, Paperback
ISBN 3-478-02664-4

Intuition
Das Geheimnis, in jeder Situation das Richtige zu tun
Fisher, Milton
200 Seiten, Paperback
ISBN 3-478-02480-3

Fitnesstraining für Vielbeschäftigte
Franck, Heinz-Gerhard
156 Seiten, Paperback
ISBN 3-478-02820-5

Wie man Macht und Einfluß über andere gewinnt
Gabriel, H. W.
2. Auflage, 243 Seiten, Paperback
ISBN 3-478-02852-3

Schaffe Dir ein persönliches Image
Gayer, Kurt
176 Seiten, Paperback
ISBN 3-478-02220-7

347 lustige Gesellschaftsspiele
Gööck, Roland
3. Auflage, 192 Seiten, Paperback
ISBN 3-478-02933-3

Das Buch vom Überleben
Richtiges Verhalten im Notfall
Greenbank, Anthony
252 Seiten, Paperback
ISBN 3-478-02310-6

Innere Heilkraft wecken und mobilisieren
Hasler, Ulrich Erwin
220 Seiten, Paperback
ISBN 3-478-02750-0

Dein Weg zur Selbstverwirklichung
„Life-Styling" – Das Konzept zur neuen Lebensgestaltung
Hirth, Regina/Sattelberger, Thomas/Stiefel, Rolf Th.
2. Auflage, 270 Seiten, Paperback
ISBN 3-478-02360-2

Kleine Psychologie für Eltern
Innerhofer, Paul
175 Seiten, Paperback
ISBN 3-478-02940-6

Die Kunst der Problemlösung
Jackson, K. F.
2. Auflage, 272 Seiten, Paperback
ISBN 3-478-02562-1

Neue Wege zur Gesundung von Mensch und Umwelt
Jacobson, Nils-Olof
195 Seiten, Paperback
ISBN 3-478-02810-8

Bioenergetisch leben
Wie wir uns über unseren Körper wahrnehmen und gestalten können
Keleman, Stanley
119 Seiten, Paperback
ISBN 3-478-02460-9

Dein Körper formt Dein Selbst
Selbsterfahrung durch Bioenergetik
Keleman, Stanley
2. Auflage, 176 Seiten, Paperback
ISBN 3-478-02862-0

Wie bewerbe ich mich richtig?
Knebel, Heinz
9. Auflage, 173 Seiten, Paperback
ISBN 3-478-02063-8

Selbsterkenntnis
Nutzen und Glück der Selbstanalyse
Kümpel, Wilhelm
3. Auflage, 156 Seiten, Paperback
ISBN 3-478-02682-2

Menschenkenntnis auf den ersten Blick
Eine praktische Anleitung zur Charakterdeutung
Kurth, Hanns
5. Auflage, 219 Seiten, Paperback
ISBN 3-478-02705-5

So verbessern Sie Ihre Menschenkenntnis
Ein Test- und Trainingsprogramm
Lometsch, Arndt; Strametz, Dieter
2. Auflage, 282 Seiten, Paperback
ISBN 3-478-02350-5

Arbeitssucht und wie man damit leben kann
Machlowitz, Marilyn
158 Seiten, Paperback
ISBN 3-478-02440-4

Geheimnisse des langen Lebens
Mann, John A.
256 Seiten, Paperback
ISBN 3-478-02200-2

Mehr Glück durch Entspannung
Autogenes Training, Biofeedback, Yoga, Gruppendynamik, Psychodrama, Wachtraum, Meditation, Zen
Maurin, Robert
2. Auflage, 239 Seiten, Paperback
ISBN 3-478-02602-4

Warum ist der Himmel blau
Kinder fragen – Eltern antworten
Meyer, Imke und Michael
200 Seiten, Paperback
ISBN 3-478-02180-4

Nimm das Leben nicht zu ernst
Mikes, George
195 Seiten, Paperback
ISBN 3-478-02780-2

Gespräche selbstsicher und ebenbürtig führen
Der Weg zu vertrauensvollen Beziehungen in Partnerschaft, Familie und Beruf
Miller/Nunnally/Wackman/Saline
240 Seiten, Paperback
ISBN 3-478-02160-X

Sich selbst und andere besser verstehen
Miller/Nunnally/Wackman
2. Auflage, 136 Seiten, Paperback
ISBN 3-478-02842-6

Der Umgang mit sich und anderen
Praktische Hilfen
Müller, Jörg
3. Auflage, 151 Seiten, Paperback
ISBN 3-478-02763-2

Schöpferische Lebensmitte
Die Krise erkennen und in ihr reifen
Mummert, Ingo
140 Seiten, Paperback
ISBN 3-478-02730-6

Verstehen und Überzeugen
Techniken für einen erfolgreichen Dialog
Nirenberg, Jesse E.
2. Auflage, 196 Seiten, Paperback
ISBN 3-478-02672-5

Überzeugend und lebendig reden
So steigern Sie Ihre persönliche Ausstrahlungskraft
Nix, Udo M.
2. Auflage, 214 Seiten, Paperback
ISBN 3-478-02370-X

Denken und reich werden
O'Reilly, Robert
2. Auflage, 212 Seiten, Paperback
ISBN 3-478-02090-5

Der gesunde Schlaf
Wissenschaftler erhellen das geheimnisvolle Drittel unseres Lebens
Passouant/Rechniewski
236 Seiten, Paperback
ISBN 3-478-02910-4

Befreiung durch Körpertherapie
Mit neuen Körperenergien zu einem stabilen inneren und äußeren Gleichgewicht
Painter, Jack
136 Seiten, Paperback
ISBN 3-478-03140-0

Das Ja zum Leben
Der positive Mensch in unserer Zeit
Peale, Norman Vincent
2. Auflage, 224 Seiten, Paperback
ISBN 3-478-02470-6

Mach das Beste aus Dir selbst
Das neue Modell zur persönlichen und beruflichen Entfaltung
Qubein, Nido R.
255 Seiten, Paperback
ISBN 3-478-03030-7

So findet man den Partner für's Leben
Ratschläge für erfolgreiche Inseratgestaltung, erste Begegnungen, Partnerwahl, Eheanbahnungsinstitute, Selbstschutz vor Heiratsschwindlern, Adoptivkinder
Reinboth, Gudrun und Klaus
120 Seiten, Paperback
ISBN 3-478-02100-6

Freunde bereichern das Leben
Reisman, John M.
208 Seiten, Paperback
ISBN 3-478-02392-0

Werde Nr. 1
Ringer, Robert
5. Auflage, 256 Seiten, Paperback
ISBN 3-478-02515-X

Lachen macht gesund
Über die Heilkraft von Lachen und Fröhlichkeit – Mit einem Vorwort von Emil Steinberger
Rubinstein, Henri
180 Seiten, Paperback
ISBN 3-478-03130-3

Bewußter leben
Wie wir durch Körperübungen, gesunde Ernährung und Meditation zu einem neuen Lebensstil finden
Saltoon, Diana
176 Seiten, Paperback
ISBN 3-478-03020-X

Denk an Deine Seele
Schmidhauser, Hermann
3. Auflage, 208 Seiten, Paperback
ISBN 3-478-02693-8

Der Weg zur inneren Ruhe
Schuller, Robert H.
178 Seiten, Paperback
ISBN 3-478-03010-2

Gefühle erkennen und positiv beeinflussen
Schwartz, Dieter
2. Auflage, 261 Seiten, Paperback
ISBN 3-478-02012-3

100 unterhaltsame Denkspiele
Spielend denken lernen
Silverman, David L.
216 Seiten, Paperback
ISBN 3-478-02190-1

Es gibt immer einen Ausweg
Stevens, Peter H.
2. Auflage, 224 Seiten, Paperback
ISBN 3-478-02722-5

Der unfehlbare Weg zum Erfolg
Stone, Clement W.
4. Auflage, 242 Seiten, Paperback
ISBN 3-478-02774-8

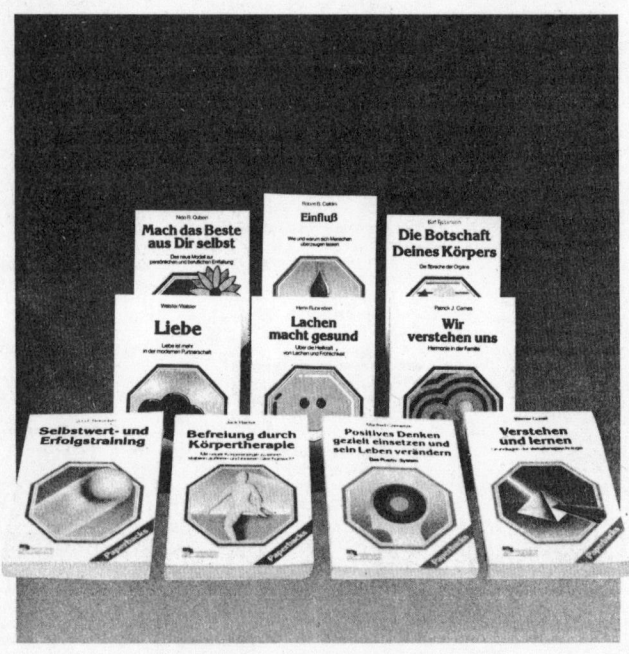

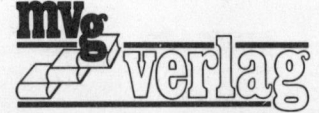